U0244040

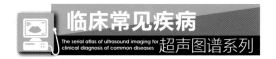

临床常见疾病

The serial atlas of ultrasound imaging for clinical diagnosis of common diseases 超声图谱系列

中国医药教育协会超声医学专业委员会 组织编写

尹立雪 丛书主编

腹部超声诊断
临床图解

李安华 主编

化学工业出版社

·北京·

本书是"临床常见疾病超声图谱系列"专著之一,由中国医药教育协会超声医学专业委员会组织国内近百名临床一线专家编写。

《腹部超声诊断临床图解》编者均为在腹部超声领域具有专业特长的临床专家。以基础知识和常见疾病为切入点,精选大量代表性超声图像,图文并茂,详细解读临床常见疾病的超声诊断和鉴别诊断。旨在方便超声医师掌握腹部各脏器超声检查的知识要点,以及提升医师对各类病症实例的快速理解和诊断能力。本书内容适合超声专业医师和腹部疾病相关科室临床医师参考使用。

图书在版编目(CIP)数据

腹部超声诊断临床图解/李安华主编. —北京:化学
工业出版社,2019.9
(临床常见疾病超声图谱系列)
ISBN 978-7-122-34835-7

Ⅰ.①腹… Ⅱ.①李… Ⅲ.①腹腔疾病-超声波诊
断-图解 Ⅳ.①R572.04-64

中国版本图书馆CIP数据核字(2019)第140907号

责任编辑:陈燕杰　　　　　　　　　　　　　　文字编辑:何　芳
责任校对:杜杏然　　　　　　　　　　　　　　装帧设计:王晓宇

出版发行:化学工业出版社(北京市东城区青年湖南街13号　邮政编码100011)
印　　装:天津图文方嘉印刷有限公司
710mm×1000mm　1/16　印张17　字数347千字　　2019年11月北京第1版第1次印刷

购书咨询:010-64518888　　　　　　　　　　　售后服务:010-64518899
网　　址:http://www.cip.com.cn

凡购买本书,如有缺损质量问题,本社销售中心负责调换。

定　　价:198.00元　　　　　　　　　　　　　　版权所有　违者必究

"临床常见疾病超声图谱系列"编委会

主 任 委 员　尹立雪　电子科技大学附属医院·四川省人民医院

副主任委员　（按姓名笔画排序）

马春燕　中国医科大学附属第一医院

任卫东　中国医科大学附属盛京医院

李安华　中山大学肿瘤防治中心

张　梅　山东大学齐鲁医院

陈　萍　同济大学附属第一妇婴保健院

陈文娟　湖南省儿童医院

罗　红　四川大学华西第二医院

郑春华　首都儿科研究所附属儿童医院

夏　焙　深圳市儿童医院

薛恩生　福建医科大学附属协和医院

穆玉明　新疆医科大学附属第一医院

委　　员　（按姓名笔画排序）

王　岚　吉林大学第一医院

王　浩　中国医学科学院阜外医院

王芳韵　首都医科大学附属北京儿童医院

王学梅　中国医科大学附属第一医院

水旭娟　温州市人民医院　温州市妇女儿童医院

邓学东　苏州市立医院

叶菁菁　浙江大学附属儿童医院

田家玮　哈尔滨医科大学附属第二医院

刘广健　中山大学附属第六医院

刘庆华　山东大学齐鲁儿童医院

孙颖华　复旦大学附属儿科医院

何　文　首都医科大学附属北京天坛医院

邹如海　中山大学肿瘤防治中心

张新玲　中山大学附属第三医院

陈　琴　电子科技大学附属医院·四川省人民医院

林　洲　深圳市儿童医院

赵博文　浙江大学医学院附属邵逸夫医院

袁建军　河南省人民医院

高　峻　武汉儿童医院

唐　杰　解放军总医院第一医学中心

常　才　复旦大学附属肿瘤医院

彭玉兰　四川大学华西医院

舒先红　复旦大学附属中山医院

詹维伟　上海交通大学医学院附属瑞金医院

本书编写人员

主　　编　李安华

副 主 编　邹如海　陈　琴　刘广健　王学梅

编写人员　王学梅　巨学明　刘广健　刘　敏
　　　　　李安华　吴　昊　余俊丽　邹如海
　　　　　邹学彬　张义侠　张文静　陈吉东
　　　　　陈　琴　陈　瑶　周　青　郑　玮
　　　　　缺艳红　郭智兴　梁　羽　彭　川
　　　　　蒋清凌　覃　斯　程文捷　简国亮
　　　　　蔡志清　熊　雯

丛书序

超声医学是半个多世纪以来对人类生命健康和疾病控制影响最为深远的临床医学交叉学科之一。其便捷的可视化人体解剖和功能观测能力为临床疾病的诊断和治疗提供了丰富的系统性信息，有助于人类疾病病因的快速确定以及病理生理机制的精准把握，其在临床的广泛应用已经深刻地改变了整个临床医学的面貌。

与世界同步，超声医学在我国的临床应用已有近60年的发展历程。超声医学作为一个重要的临床平台学科，其临床应用已经深入到许多临床学科和专业的多个诊疗环节，为各个临床学科的业务开展和发展提供了坚实的保障。随着超声医学学科的不断发展，其已经从临床辅助学科逐步发展成为指导临床各学科进行更为精准诊疗活动的重要前导性临床学科。

如何在我国基层医院充分应用好超声医学技术，以促进基层医疗机构各学科的专业技术体系建设，快速提升基层医疗机构的临床诊断和治疗服务能力，更好地服务于我国基层的医疗改革战略部署，是我国每一个超声医学学术组织和专家所面临的重大课题。

中国医药教育协会超声医学专业委员会组织全国百余名知名专家，编写了"临床常见疾病超声图谱系列"专著。该图谱系列专著分为超声基础、心脏、血管、腹部、儿科、浅表器官、妇科、产前诊断与胎儿畸形等分册。编撰该系列的目的是以较为通俗易懂的方式，为基层医疗机构超声医学医师对临床常见疾病的临床诊断，提供简洁明了的技术指导。参与编写的超声医学专家把他们多年的临床工作经验凝聚成为本图谱系列的精华，与全国基层超声医师进行分享。在此，对各位专家的辛勤工作和付出表示衷心的感谢！

相信"临床常见疾病超声图谱系列"专著的出版和发行会为促进我国超声医学在基层医疗机构的规范化、标准化和同质化应用，保障基层医疗机构的医疗质量和医疗安全发挥重要的作用。

中国医药教育协会超声医学专业委员会主任委员

四川省超声医学质量控制中心主任

尹立雪

2019年8月于成都

　　超声医学自20世纪50年代在我国开展以来，从腹部超声开始，心血管超声、妇产超声相继快速推广，已成为各级医院不可缺少的影像技术之一。在一些基层医疗机构如妇幼保健系统，超声医学甚至是唯一的影像学技术。

　　近年来，随着超声仪器国产化率的明显提高，超声医学检查技术在各级医疗机构的普及，越来越多的年轻医务人员进入基层超声医学队伍开展工作。因此，超声医学专业人才的发展，迫切需要提升专业培训的力度。

　　针对医疗机构从事常规、全科性质的超声检查医务工作者的实际需求，在中国医药教育协会超声医学专委会的组织下，我们编纂了《腹部超声诊断临床图解》。本书是图文并茂、以图为主的"图谱"类腹部超声书籍，使读者能"看图识病"，了解和掌握常规腹部超声检查的基本理论知识、基本切面和常见疾病的声像图特点。

　　《腹部超声诊断临床图解》编者均为在腹部超声领域具有专业特长的临床专家。以基础知识和常见疾病为切入点，精选大量代表性超声图像，图文并茂，详细解读临床常见疾病的超声诊断和鉴别诊断。旨在方便超声医师掌握腹部各脏器超声检查的知识要点，以及提升医师对各类病症实例的快速理解和诊断能力。本书内容适合超声专业医师和腹部疾病相关科室临床医师参考使用。以图介绍病，是本书的特色，旨在抛砖引玉，利于超声工作者和初学者快速从中找到腹部超声的知识点和典型病例图像，从书中受益。

　　特别感谢中山大学肿瘤医院超声科邹学彬医师对本书做的统稿和图像编辑工作。由于编者水平和精力所限，本书难免存在疏漏之处，请各位专家、同仁、广大读者批评指正。

李安华

中山大学肿瘤医院

主任医师　教授

2019年8月

目录

第一章　肝脏、胆系、胰腺、脾脏病变

第一节　肝脏病变

一、肝脏良性占位

（一）血管瘤

1.病因及病理学

肝血管瘤是肝脏最常见的良性肿瘤，约占82.9%。肝血管瘤可发生于任何年龄，以30～50岁女性多见。目前其发生机制尚不完全清楚，一般认为与先天性血管发育异常有关。

肝血管瘤从病理上可以分为4种类型：① 海绵状血管瘤；② 硬化性血管瘤；③ 血管内皮细胞瘤；④ 毛细血管瘤。其中以海绵状血管瘤最为常见。

2.临床表现

肝血管瘤多由体检或因其他原因就诊时发现。小血管瘤可无任何症状，大血管瘤多数也无症状；但如果血管瘤较大，牵拉肝被膜或压迫胃肠道等邻近器官时，可出现胃肠道压迫症状。

3.图像特征及诊断要点

表现多样，小病灶易于诊断，多呈高回声结节，边界清楚，部分可见"边缘裂隙征"，内部回声均匀，部分可呈筛孔样改变（见图1-1），彩色多普勒显示病灶内无明显血流信号（见图1-2）。大病灶常以低回声或混合回声为主（见图1-3、图1-4），周边见完整强回声包膜，彩色多普勒显示病灶边缘少量血流信号，常需借助增强影像学与其他肝脏良恶性病变相鉴别。超声造影检查，肿瘤常表现为周围环形结节状、"花环样"向心性强化，可见对比剂逐渐向肿瘤中心充填，较大肝血管瘤内可见始终无增强区域，延迟相瘤内对比剂无明显消退（见图1-5～图1-7）。

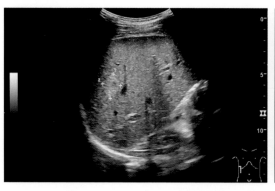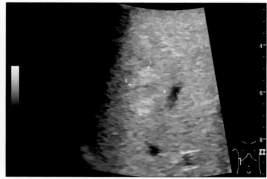

图1-1　较小的肝血管瘤呈高回声结节，边界清晰，可见"边缘裂隙征"

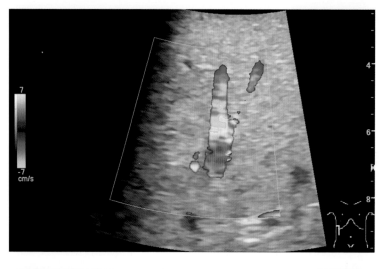

图1-2　肝血管瘤彩色多普勒超声示病灶内无明显血流信号

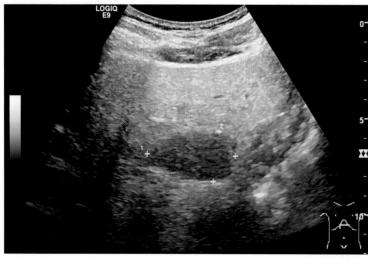

图1-3　较大的肝血管瘤呈实性低回声肿物，边界清晰

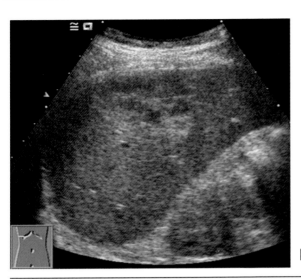

图 1-4 肝血管瘤：肝 S6 实性低回声肿物

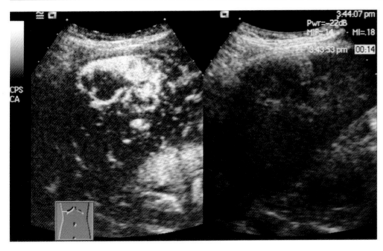

图 1-5 肝血管瘤：肿瘤动脉相呈周围环状结节状、花环样强化

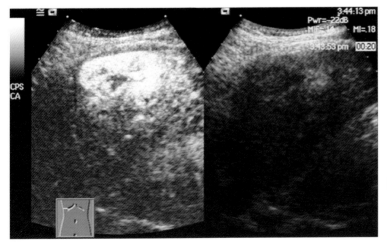

图 1-6 肝血管瘤：可见对比剂逐渐向肿瘤中心充填

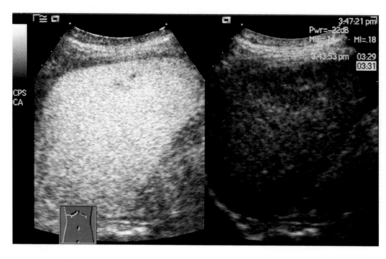

图1-7　肝血管瘤：延迟相瘤内对比剂无明显消退

4.鉴别诊断

（1）FNH　部分病灶于二维超声可见中央星状瘢痕样回声，彩色多普勒多可在病灶中央探及粗大血流信号，并向四周呈放射状。与较大血管瘤鉴别时需进一步借助增强影像学检查。

（2）原发性肝细胞癌　多有病毒性肝炎或肝硬化病史，小肝癌多表现为弱回声或等回声结节，周边可见晕环，内部呈"镶嵌征"表现。巨块型肝癌多以混合回声为主，周围见假包膜回声，内部呈"镶嵌征"表现。与较大血管瘤鉴别时需借助增强影像学检查。

（3）肝转移瘤　有其他部位原发肿瘤病史，表现多样，最常见为单发或多发的肝内低回声肿物，边界清楚，无包膜回声，内部回声均匀或不均匀，部分可呈"牛眼征"。与较大血管瘤鉴别时需借助增强影像学检查。

5.诊断价值

较小的以高回声为主的血管瘤可通过二维超声获得较为明确的诊断，较大的以低回声为主的血管瘤确诊有赖于增强影像学检查。

（二）肝血肿

1.病因及病理学

肝脏血肿是肝脏创伤引起肝实质破裂、肝包膜保持完整无损而形成的血肿。分为两种常见类型：一类为肝中央型肝实质破裂，肝表面组织仍完整而形成的肝内血肿；另一类为肝实质浅表裂伤，肝包膜保持完整而形成的包膜下血肿。

2.临床表现

主要临床表现为肝区疼痛、肝大或上腹部包块、慢性进行性贫血等。深部血肿与胆道相通时，可出现胆道出血症状。血肿继发感染时，可出现高热等肝脓肿症状。肝包膜下血肿可因包膜张力过大而迟发破裂，表现为急性腹痛和腹腔内出血症状。无并发症的肝脏血肿可行非手术治疗。

3.图像特征及诊断要点

多由外伤或手术引起，常局限于肝被膜下，表现为不规则液性暗区或局限性不均质回声，随着血肿逐渐机化可出现病灶缩小、回声增高的改变（见图1-8）。彩色多普勒显示病灶内无明显血流信号（见图1-9）。

4.鉴别诊断

因挫裂伤等外伤引起的肝血肿，应与患者可能存在的其他肝脏占位性病变相鉴别。

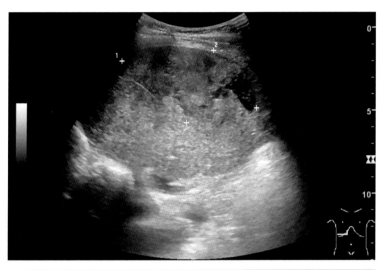

图1-8　肝血肿：患者3天前跌倒后出现全腹持续性胀痛。CT提示肝右叶包膜下及肝S7类圆形混杂密度影，考虑亚急性血肿。超声显示呈局限性不均质低回声

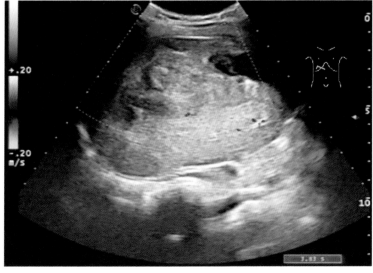

图1-9　肝血肿：彩色多普勒显示病灶内无明显血流信号

5.诊断价值

结合患者病史，超声易于诊断肝血肿。

（三）肝脓肿

1.病因及病理学

肝脓肿是细菌、真菌或溶组织内阿米巴等多种微生物引起的肝脏化脓性病变。肝脏内脉管系统丰富，包括胆道系统、门脉系统、肝动静脉系统及淋巴系统，大大增加了微生物寄生、感染的概率。肝脓肿分为三种类型，其中细菌性肝脓肿常为多种细菌所致的混合感染，约占80%，阿米巴性肝脓肿约占10%，真菌性肝脓肿近年来渐增多，约占10%。

2.临床表现

常继发于感染性先驱疾病，可表现为高热、寒战、肝区疼痛、乏力、食欲缺乏、恶心和呕吐等消化道不适。部分慢性感染者也可无症状。

3.图像特征及诊断要点

单发或多发，类圆形，初期可表现为实性不均质回声肿物（见图1-10），随着病情的进展或抗炎治疗的进行，病灶大小、形态可能发生改变，同时内部出现不规则液性暗区（见图1-11），并表现为后方回声增强。病灶周围肝实质因炎症反应表现为稍高回声的晕环样结构。

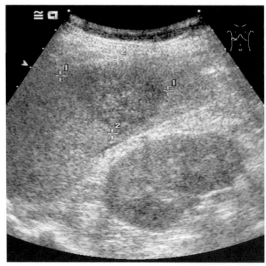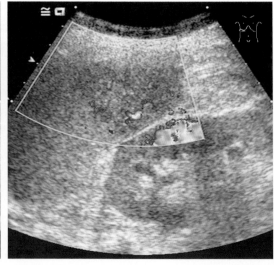

图1-10　肝脓肿（急性期）超声表现为实性不均质回声肿物，随着病情的进展或抗炎治疗的进行，病灶大小、形态可能发生改变。周边见点条状血流信号

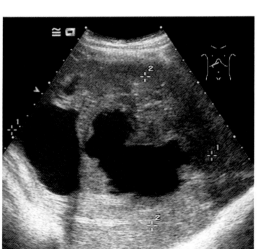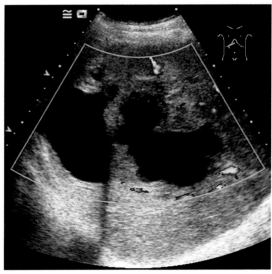

图1-11 肝脓肿（液化期）超声表现为病灶内不规则的液性无回声暗区。周边见点条状血流信号

4.鉴别诊断

（1）肝结核　进展缓慢，经普通抗炎治疗病灶变化不明显，常需借助增强影像学检查或病理组织学检查。

（2）原发性肝细胞癌　不易鉴别，原发性肝细胞癌多有病毒性肝炎或肝硬化病史，病灶声像可见"晕环征""镶嵌征"。常需借助增强影像学检查或病理组织学检查。

（3）肝转移瘤　不易鉴别，肝转移瘤多有明确原发肿瘤病史，病灶可表现为"牛眼征"。常需借助增强影像学检查或病理组织学检查。

5.诊断价值

早期肝脓肿不易与恶性病变鉴别，需借助增强影像学或病理组织学检查。通过超声随诊，可观察病灶变化，进而做出诊断。

（四）血管平滑肌脂肪瘤

1.病因及病理学

肝血管平滑肌脂肪瘤是一种较少见的良性间叶性肿瘤，由血管、平滑肌细胞和成熟的脂肪组织等三种成分按不同比例组成。该瘤的基本病理特点是肿瘤直径从小于1cm至36cm不等，大多为单结节，切面多呈灰白色、淡黄色或灰褐色，周边无明显包膜。

2.临床表现

临床特征及影像学诊断均缺乏特异性，一般无特殊症状和体征，不少患者仅在体检时发现该病。对于无肝炎病史的患者，肿瘤标志物检查阴性、影像学检查提示肿瘤内存在脂肪成分和异常血管，应考虑肝血管平滑肌脂肪瘤可能。

3.图像特征及诊断要点

多为单发，圆形或类圆形，边界清晰。回声表现因成分变化（见图1-12、图1-13）：当脂肪含量多时，肿物表现为强回声伴后方衰减；当血管成分多时，表现为高回声，与血管瘤相似；当平滑肌成分多时，肿瘤表现为低回声，内见斑片状强回声，后方回声无明显改变。

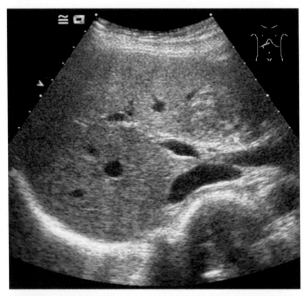

图 1-12 血管平滑肌脂肪瘤的超声表现为圆形或类圆形结节，回声表现因成分变化

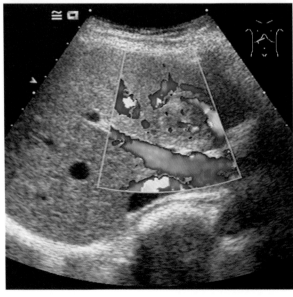

图 1-13 血管平滑肌脂肪瘤的彩色多普勒显示病灶内见点条状血流信号

4.鉴别诊断

（1）肝血管瘤　多呈高回声，边界清楚，边缘可见"血管裂隙征"，部分内呈筛孔样改变。

（2）局灶性脂肪肝　无明显占位感，边界不清，有时内部可见正常走行的脉管结构。

5.诊断价值

当表现为强回声时，易于通过超声诊断；当表现为高回声或低回声时，需借助增强影像学明确诊断。

（五）肝结核

1.病因及病理学

肝结核瘤为继发于肺部、肠道或其他脏器的结核播散至肝脏形成的粟粒样结核融合而成的单个或多个结节，病灶中心为干酪样坏死，不同时期可表现为液化坏死、纤维组织增生及钙化等，周围有纤维组织包裹。肝结核可分为两型。① 粟粒型肝结核：全肝弥漫分布的粟粒样结节，直径在针尖大小至2cm以下，也可液化成小脓肿。② 局灶型肝结核：分为结节型和脓肿型，单发或多发，直径在2cm以上。结节型酷似肝肿瘤，脓肿型与细菌性肝脓肿、阿米巴性肝脓肿相似。

2.临床表现

主要表现肝区疼痛伴低热、乏力、体重减轻等，一部分患者可伴肝大、脾大。对怀疑肝结核瘤患者可行结核菌素试验及血清抗结核抗体检测，阳性结果有参考价值，但阴性并不能排除肝结核瘤。

3.图像特征及诊断要点

表现为单发或多发低回声结节，边界尚清晰，周围偶见稍高回声晕环，病灶内部回声多不均匀，可出现液性暗区（见图1-14）。可推压周围脉管结构致其移位。彩色超声显示病灶内

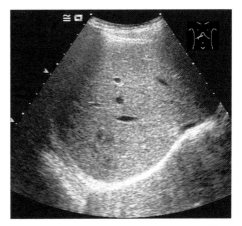

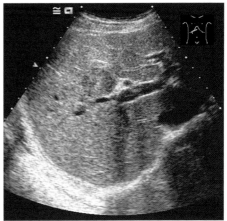

图1-14　肝结核表现为单发或多发低回声结节，边界尚清晰，周围偶见稍高回声晕环，病灶内部回声多不均匀，可出现液性暗区

无明显血流信号（见图1-15、图1-16）。抗结核治疗后部分病灶可缩小或消失。

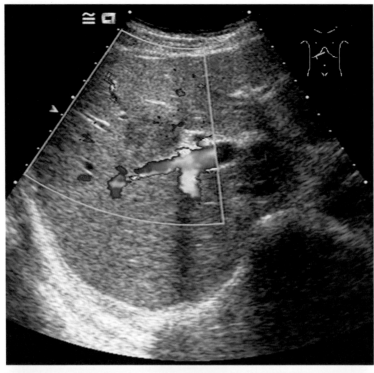

图 1-15　肝结核的彩色多普勒显示病灶内无明显血流信号

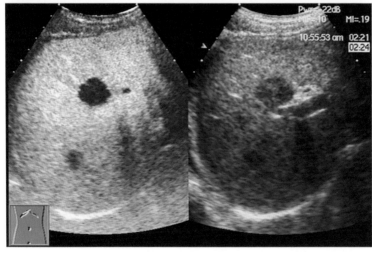

图 1-16　肝结核的超声造影显示病灶中央呈不规则的无强化区

4.鉴别诊断

（1）肝脓肿　难以鉴别，肝脓肿经抗炎治疗进入液化期时较易区分。

（2）原发性肝细胞癌　不易鉴别，需借助增强影像学检查或病理组织学检查。

（3）肝转移瘤　不易鉴别，需借助增强影像学检查或病理组织学检查。

5.诊断价值

无病史支持时，二维超声诊断肝结核较为困难。即使借助超声造影技术，也仍存在一定交叉，明确诊断需借助病理组织学检查。二维超声可用于肝结核的治疗评估。

（六）局灶性结节增生（FNH）

1.病因及病理学

FNH在成人中的发病率仅次于肝血管瘤。病因尚未完全清楚，一般认为本病是因肝动脉畸形造成局部肝组织血流过度灌注，继发引起局部肝细胞的反应性增生所致，也可能与服用类固醇性药物有关。目前普遍认为其与肝组织对血管畸形或损伤的增生性反应有关，而非肿瘤增生性病变。2/3的FNH为单结节实体型，1/3为多结节型，直径多为1～3cm，平均4.7cm，偶可大于15cm。多位于肝包膜下，偶为向肝脏表面凸出的带蒂结节，但也可位于肝实质深部，周围肝组织常无肝硬化。切面结节略呈棕黄色或灰白色，质较硬，呈不规则分叶状，以出现中央性灰白色星状或放射状纤维瘢痕为特征。

2.临床表现

FNH起病隐匿，多无明显临床症状，大多数为体检时偶然发现，患者肝功能及肿瘤标志物多正常。FNH的诊断主要依赖影像学检查。

3.图像特征及诊断要点

好发于肝被膜下和周边区域，多呈边界清楚的低或稍低回声结节，无明显包膜或晕环，部分病灶于二维超声可见中央星状瘢痕样回声（见图1-17），彩色多普勒多可在病灶中央探及粗大血流信号，并向四周呈放射状分布（见图1-17～图1-21）。超声造影检查肿物常表现为动脉相放射状离心性快速强化，呈"灯泡征"，延迟相瘤内对比剂无明显消退，肿瘤仍呈等或高增强（见图1-22～图1-24）。

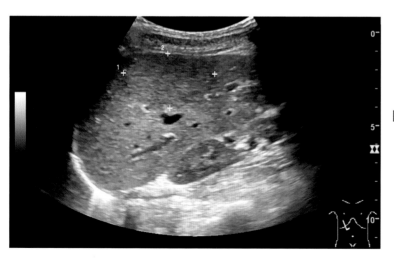

图1-17　FNH的二维超声呈边界清楚的低或稍低回声结节，无明显包膜或晕环，部分病灶可见中央星状瘢痕样回声

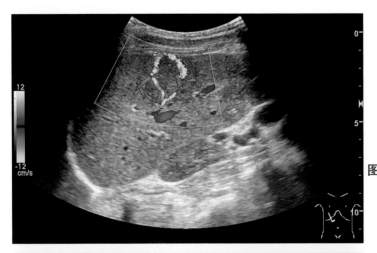

图 1-18　FNH的彩色多普勒可在病灶中央探及粗大血流信号,并向四周呈放射状分布

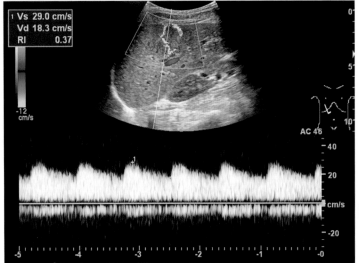

图 1-19　FNH的频谱多普勒显示病灶中央粗大动脉血流频谱

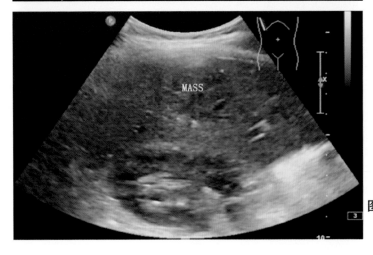

图 1-20　FNH肝S6实性稍低回声肿物

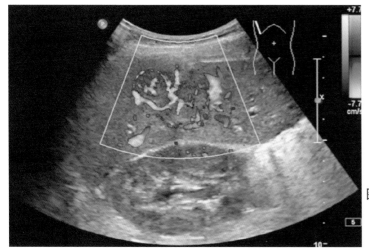

图 1-21　FNH病灶中央探及粗大血流信号，并向四周呈放射状分布

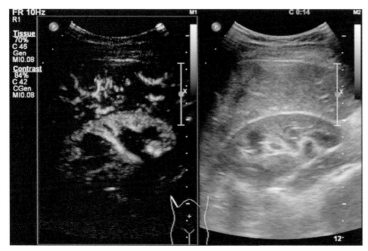

图 1-22　FNH的动脉相放射状离心性快速强化，呈"灯泡征"一

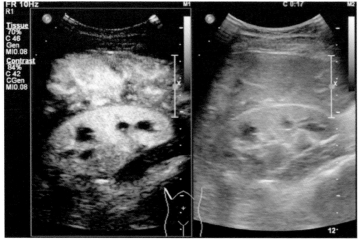

图 1-23　FNH的动脉相放射状离心性快速强化，呈"灯泡征"二

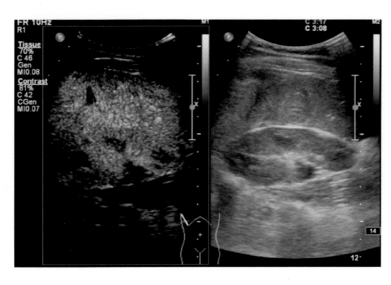

图1-24　FNH的延迟相瘤内对比剂无明显消退，肿瘤仍呈等或高增强

4.鉴别诊断

与原发性肝细胞癌鉴别。后者多有病毒性肝炎或肝硬化病史，小肝癌多表现为弱回声或等回声结节，周边可见晕环，内部呈"镶嵌征"表现。巨块型肝癌多以混合回声为主，周围见假包膜回声，内部呈"镶嵌征"表现。与FNH鉴别时大多需借助增强影像学检查。

5.诊断价值

当二维超声探及明显的中央星状瘢痕，彩色多普勒发现病灶中央粗大的血流信号并向四周呈放射状分布时，可做出倾向性诊断。确诊有赖于增强影像学检查。

（七）肝腺瘤

1.病因及病理学

多见于年轻女性；与口服避孕药有关。肝腺瘤多见于右叶，常为单个结节，直径一般大于1cm，最大可达20～30cm。肿瘤大体境界清楚，呈实性、类圆形、膨胀性生长，质地与周围肝组织相近但颜色稍浅，呈黄色、黄褐色或褐色，可见出血和梗死。肝腺瘤细胞形态类似于正常肝细胞，1～2层细胞厚，体积略大，无病理性核分裂象。多有完整包膜，包膜和血管无侵犯是其最基本的诊断标准。

2.临床表现

多数患者无肝炎病史，无明显临床症状，肿瘤标志物检查阴性，诊断主要依赖影像学检查。

3.图像特征及诊断要点

好发于肝右叶，多呈低回声、等回声或稍高回声，边界清楚，部分可见强回声包膜，肿瘤较小时瘤内回声均质，随肿瘤增大可出现瘤内出血、坏死（见图1-25）。肿瘤内常可探及点条状血流信号。而当肿瘤较大，出现缺血坏死时，易表现为瘤内血供不丰富（见图1-26）。超声造影常表现为动脉相全瘤快速均匀强化，部分瘤内可见无增强区域，延迟相不消退或轻度消退（见图1-27～图1-29）。

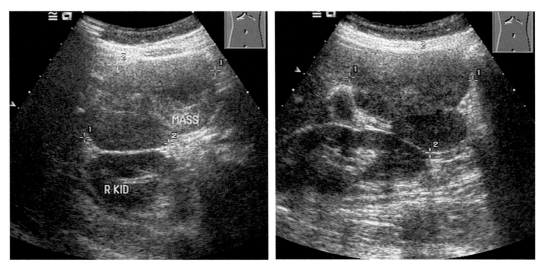

图1-25　肝腺瘤的二维超声呈低回声，边界清楚，可见强回声包膜，随肿瘤增大可出现瘤内出血、坏死

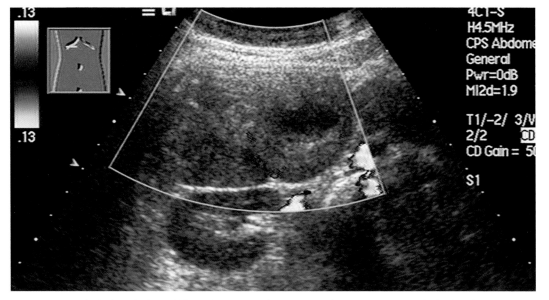

图1-26　肝腺瘤的彩色多普勒提示较大肝腺瘤周围少量点状血流信号。瘤内缺血坏死，血供不丰富

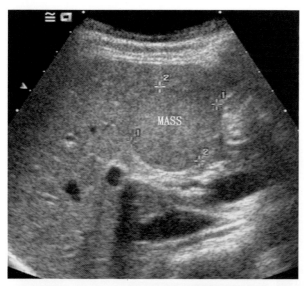

图 1-27　肝腺瘤肝 S5 实性等回声肿物

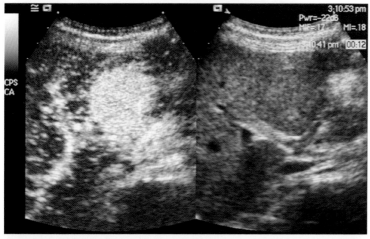

图 1-28　肝腺瘤的动脉相
　　　　肿物呈快速均匀
　　　　高增强

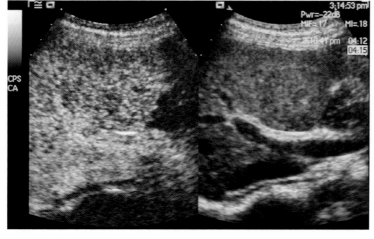

图 1-29　肝腺瘤的延迟相
　　　　肿物呈等增强,
　　　　与周围肝实质分
　　　　界不清

4.鉴别诊断

（1）原发性肝细胞癌　多有病毒性肝炎或肝硬化病史，小肝癌多表现为弱回声或等回声结节，周边可见晕环，内部呈"镶嵌征"表现。巨块型肝癌多以混合回声为主，周围见假包膜回声，内部呈"镶嵌征"表现。与高分化肝癌常难鉴别，需借助增强影像学检查。

（2）FNH　部分病灶于二维超声可见中央星状瘢痕样回声，彩色多普勒多可在病灶中央探及粗大血流信号，并向四周呈放射状。血供较肝腺瘤更加丰富。二维超声表现不典型时需借助增强影像学检查。

5.诊断价值

结合患者性别、年龄、临床症状及口服避孕药史，二维超声可做出可能性诊断，确诊有赖于增强影像学或病理组织学。

（八）肝囊肿

1.病因及病理学

单纯性肝囊肿为先天性、非遗传性肝内囊性病变。囊腔通常不与肝内胆管系交通，可为单发性或多发性。大体上为单房性，直径在数毫米至20cm，少数为多个囊肿。囊壁薄，内层光滑而有光泽，囊内液体多为清亮淡黄色或黏液。镜下囊壁内层衬覆单层矮立方上皮，外层为致密纤维组织。

2.临床表现

肝囊肿因生长缓慢可长期或终身无症状，常在B超检查时偶然发现。其主要临床表现随囊肿位置、大小、数目、有无压迫邻近器官和有无并发症而异。

3.图像特征及诊断要点

单发或多发，多表现为类圆形无回声灶，边界清楚，透声好，少数见分隔，后方回声增强明显（见图1-30）。彩色多普勒显示病灶内无血流信号。部分较小的囊肿因容积效应可显示为低回声或弱回声。

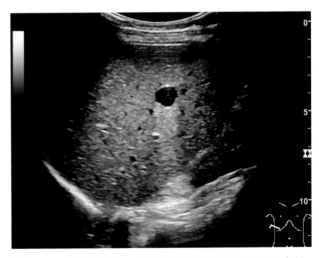

图1-30　肝囊肿的二维超声呈单发类圆形无回声灶，边界清楚，透声好，后方回声增强明显

4.鉴别诊断

（1）多囊肝　遗传性疾病。多表现为肝内满布大小不等的囊肿，正常肝实质分布稀疏，回声增高。多合并多囊肾、多囊脾等。

（2）肝转移瘤　部分以液化坏死为主的肝转移瘤可表现为囊性或囊性为主的结节，需结合患者随访记录和增强影像学进行鉴别。

5.诊断价值

二维超声对绝大多数肝囊肿可明确诊断。

二、肝脏恶性肿瘤

（一）肝细胞癌

1.病因及病理学

原发性肝细胞癌的病因和发病机制尚未确定，目前认为与肝硬化、病毒性肝炎以及黄曲霉毒素等化学致癌物质和环境因素有关。该病是由肝细胞发生的恶性肿瘤，根据大体形态，一般分为三型即结节型、巨块型、弥漫型。结节型最为多见，可为单个或多个，常伴有肝硬化，癌结节与周围肝组织分界不清；巨块型直径多＞10cm，可见假包膜，中心易坏死出血，部分周围可见散在结节；弥漫型少见，为肝内弥漫散在分布的癌结节，多伴有肝硬化。大多数肝细胞癌间质较少，血窦丰富，癌细胞呈梁索状或腺管样分布。甲胎蛋白（AFP）对诊断原发性肝细胞癌特异性较高。

2.临床表现

早期多无症状。当肿瘤进展时，可出现以下表现。

（1）肝区疼痛　半数以上患者肝区疼痛为首发症状，多为持续性钝痛、刺痛或胀痛。主要是由于肿瘤迅速生长，使肝包膜张力增加所致。位于肝右叶顶部的癌肿累及横膈，则疼痛可牵涉至右肩背部。当肝癌结节发生坏死、破裂，可引起腹腔内出血，出现腹膜刺激征等急腹症表现。

（2）全身和消化道症状　主要表现为乏力、消瘦、食欲减退、腹胀等。部分患者可伴有恶心、呕吐、发热、腹泻等症状。晚期则出现贫血、黄疸、腹水、下肢水肿、皮下出血及恶病质等。

（3）肝大　肝大呈进行性，质地坚硬，边缘不规则，表面凹凸不平呈大小结节或巨块。

（4）肝癌转移症状　肝癌如发生肺、骨、脑等处转移，可产生相应症状。少数患者可有低血糖症、红细胞增多症、高血钙和高胆固醇血症等特殊表现。原发性肝癌的并发症主要有肝性昏迷、上消化道出血、癌肿破裂出血及继发感染。

3.图像特征及诊断要点

多有病毒性肝炎或肝硬化病史，超声表现多样。小肝癌多表现为弱回声或等回声结节，周边可见晕环，内部呈"镶嵌征"表现（见图1-31）。巨块型肝癌多以混合回声为主，周围见假包膜回声，内部呈"镶嵌征"表现（见图1-33）。病灶占位感明显，周围脉管结构可受推压移位、变窄。病灶位于肝被膜下时，可将被膜顶起，呈现"驼峰征"。部分患者门静脉、肝静脉内可见癌栓或血栓。彩色多普勒显示病灶内部丰富的动脉血供，以及周围受压绕行的血流信号（见图1-32、图1-34～图1-36）。典型原发性肝细胞癌的超声造影表现为"快进快退"（见图1-37、图1-38）。

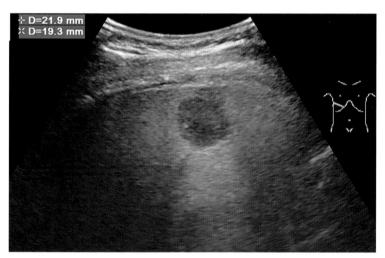

图1-31　小肝癌的超声表现为低回声结节，周边可见晕环，内部呈"镶嵌征"表现

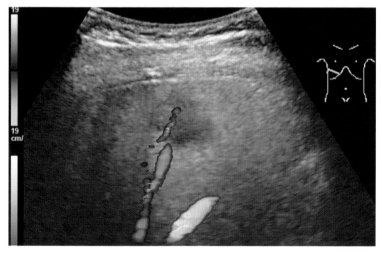

图1-32　小肝癌的彩色多普勒超声显示病灶的供血血管

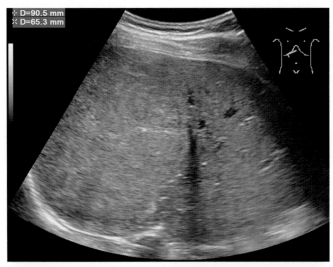

图 1-33　巨块型肝癌的二维超声
　　　　呈等回声，周围见假包
　　　　膜回声

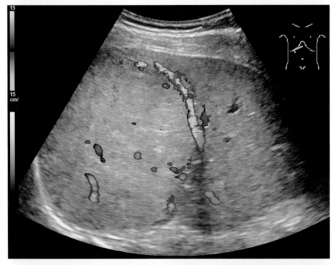

图 1-34　巨块型肝癌的病灶占位
　　　　感明显，周围脉管结构
　　　　明显受压推移

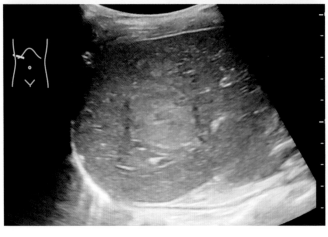

图 1-35　肝癌的二维超声呈等回
　　　　声病灶，边界不清晰，
　　　　回声不均匀，无包膜

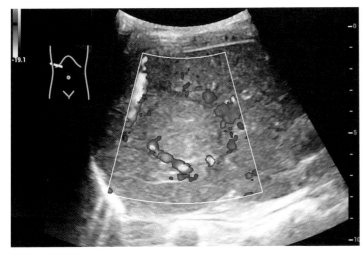

图 1-36 肝癌的彩色多普勒可见病灶周边丰富的彩色血流信号

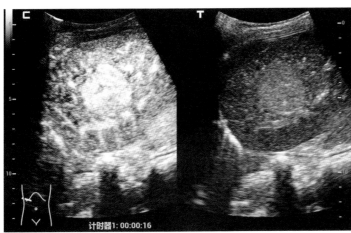

图 1-37 肝癌的超声造影显示病灶呈动脉相不均匀快速强化

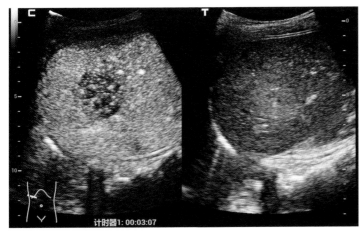

图 1-38 肝癌的超声造影显示病灶呈延迟相不均匀消退，界限显示不清晰

4.鉴别诊断

（1）胆管细胞癌　低回声为主，也可表现为等回声或稍高回声，边界不清，无明显包膜，部分内可见明显的多发纤维间质成分，呈网格状，病灶远端的胆管常扩张。合并门静脉、肝静脉癌栓少见，但肝门区较常出现肿大淋巴结。需借助增强影像学以明确鉴别。

（2）肝转移瘤　有原发肿瘤病史，单发或多发，以低回声为主，部分可表现为高回声或无回声，内部常出现坏死，进而表现为"牛眼征"，需借助增强影像学或病理组织学以明确鉴别。

5.诊断价值

结合病史，二维超声可对原发性肝细胞癌提出可能性诊断。

（二）胆管细胞癌

1.病因及病理学

占肝脏恶性肿瘤的2.3%（肝细胞癌占96.8%）。确切病因尚不清楚，已知有许多因素与ICC的发生有关，如肝内胆管结石、肝胆管纤维囊性病、HBV/HCV感染、原发性硬化性胆管炎、慢性溃疡性结肠炎、肝华支睾吸虫等。瘤体直径2～15cm，切面灰白色，可包裹累及的胆管，肿瘤因富含纤维结缔组织而质硬，肝组织常有淤胆，少有肝硬化。镜下典型的胆管细胞癌为分化好至中度分化的腺癌，癌细胞有胆管上皮细胞特点，立方形或低柱状，胞质淡染或嗜碱性，不含胆汁，癌细胞核膜清楚，核仁不明显，常见核分裂象。ICC常见的组织学类型为管状腺癌、乳头状腺癌或梁索形。

2.临床表现

患者早期可出现黄疸症状，发生于肝末梢部位时多无明显症状和体征。随着病情进展，可出现腹痛、发热等症状。

3.图像特征及诊断要点

低回声为主，也可表现为等回声或稍高回声，边界不清，无明显包膜（见图1-39、图1-43、图1-47）。部分病灶内可见明显的多发纤维间质成分，呈网格状；部分病灶内可见不规则极低回声区，为"黏液湖"结构。病灶压迫邻近胆管（见图1-51），远端胆管常扩张（见图1-48、图1-52），肿物与

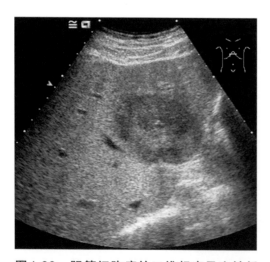

图1-39　胆管细胞癌的二维超声呈实性低回声肿物，形态不规则，边界不清晰，无明显包膜

胆管壁分界不清，或包绕胆管壁。合并门静脉、肝静脉癌栓少见，但肝门区较常出现肿大淋巴结（见图1-53）。彩色多普勒多提示病灶内血供稀少（见图1-40、图1-44）。胆管细胞癌超声造影表现为动脉相早期出现瘤内或瘤周的不均匀强化（见图1-41、图1-45、图1-49），动脉相晚期即出现消退，通常较原发性肝细胞癌消退更早（见图1-42、图1-46、图1-50）。

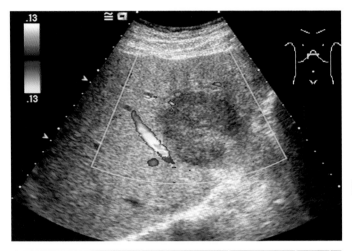

图1-40　胆管细胞癌的彩色多普勒超声显示病灶内血供稀少

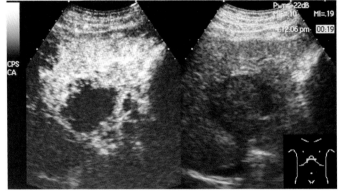

图1-41　胆管细胞癌的超声造影动脉相显示病灶呈周边不均匀强化，内部无强化

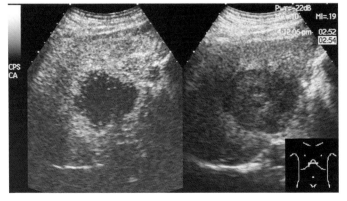

图1-42　胆管细胞癌的超声造影延迟相显示病灶呈周边不均匀强化带出现消退

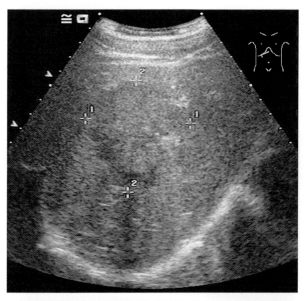

图 1-43　胆管细胞癌的二维超声呈实性低回声肿物，形态不规则，边界不清晰，无明显包膜

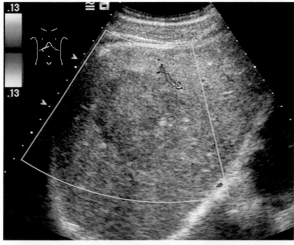

图 1-44　胆管细胞癌的彩色多普勒显示病灶内血供稀少

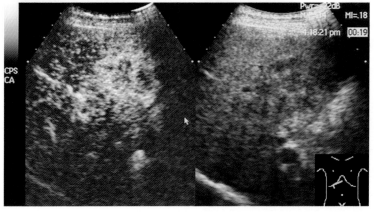

图 1-45　胆管细胞癌的超声造影动脉相显示病灶整体呈不均匀强化

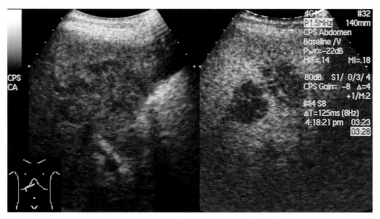

图1-46 胆管细胞癌的超声造影延迟相显示病灶显著消退

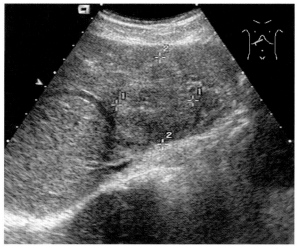

图1-47 胆管细胞癌的二维超声呈实性低回声肿物，形态不规则，边界不清晰，无明显包膜

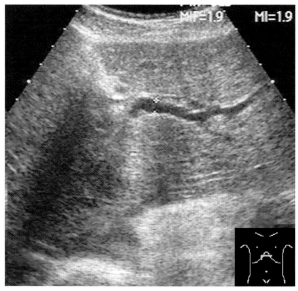

图1-48 胆管细胞癌的二维超声显示病灶远端胆管扩张

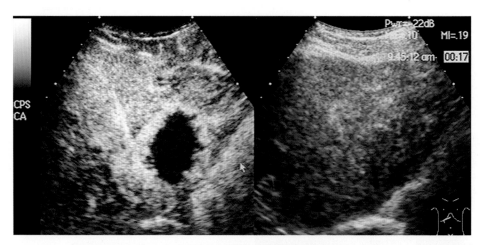

图 1-49 胆管细胞癌的超声造影动脉相显示病灶呈周边不均匀强化，内部无强化

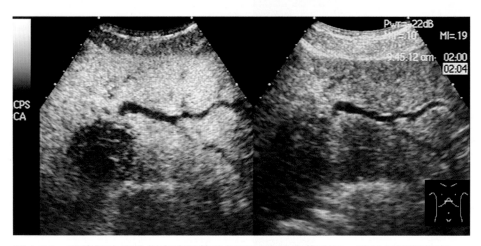

图 1-50 胆管细胞癌的超声造影静脉相显示病灶显著消退，明显低于周围肝组织。扩张的远端胆管清晰可见

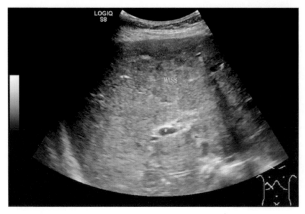

图 1-51 胆管细胞癌的肝 S4 胆管细胞癌，压迫肝内胆管汇合部（＊）

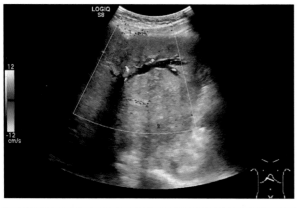

图1-52 胆管细胞癌的病灶远端肝内胆
管扩张

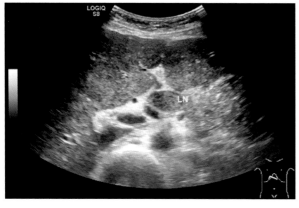

图1-53 胆管细胞癌的肝门区见肿大淋
巴结（LN）

4.鉴别诊断

（1）肝细胞癌　不易鉴别，多有病毒性肝炎或肝硬化病史，小肝癌多表现为弱回声或等回声结节，周边可见晕环，内部呈"镶嵌征"表现。巨块型肝癌多以混合回声为主，周围见假包膜回声，内部呈"镶嵌征"表现。需借助增强影像学检查。

（2）肝转移瘤　有原发肿瘤病史，单发或多发，以低回声为主，部分可表现为高回声或无回声，内部常出现坏死进而表现为"牛眼征"，需借助增强影像学或病理组织学以明确鉴别。

5.诊断价值

二维超声可对胆管细胞癌提出可能性诊断。

（三）肝转移瘤

1.病因及病理学

全身任何脏器的原发性恶性肿瘤均可发生肝转移，原因尚未明了。其中，以胃肠道肿瘤最易发生肝转移，这与肝脏接受门静脉系统的血液灌流有关。转移瘤结节大小不

一、数目不等，可呈孤立的 1 ～ 2 个结节，但多数呈弥漫多发结节，可散布于肝的一叶或全肝。癌结节外观多呈灰白色，质地较硬，结节中央常因坏死而凹陷，与周围肝组织之间有明显分界，包膜多完整。病理组织形态与其原发癌相似，如来自胃腺癌或结肠腺癌的肝脏转移性癌，其组织中可显示腺癌结构；来自眼部黑色素瘤的瘤组织中，因含有黑色素而呈棕色或黑色。

2.临床表现

早期无症状，随病情进展可出现肝功能异常、黄疸、胃肠道压迫症状等。

3.图像特征及诊断要点

患者有明确的其他部位原发肿瘤病史。单发或多发（见图1-54、图1-55），以低回声为主，因来源的不同，部分可表现为高回声或无回声（见图1-56、图1-57），边界清

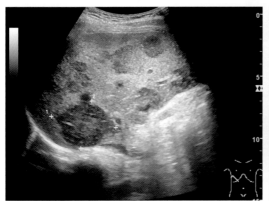

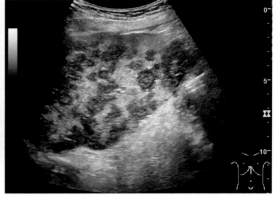

图1-54　多发肝转移瘤
（原发病为肺癌）

图1-55　全肝弥漫性多发转移瘤
（原发病为乳腺癌）

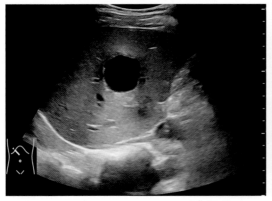

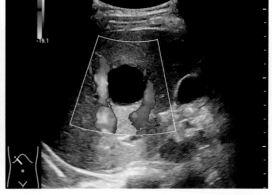

图1-56　囊性肝转移瘤的二维超声显示为
无回声病灶，形态略有不规则，
边界清晰，后方回声增强。需要
与肝囊肿鉴别

图1-57　囊性肝转移瘤的彩色多普勒显
示两旁血管受推压，病灶内无
血流信号

楚，无包膜回声，病灶内部常出现坏死，进而表现为"牛眼征"（见图1-58、图1-59）。彩色多普勒提示病灶内无明显血流信号（见图1-60），或仅在病灶边缘探及少量血流信号。极少合并肝硬化。

4.鉴别诊断

（1）肝细胞癌　多有病毒性肝炎或肝硬化病史，小肝癌多表现为弱回声或等回声结节，周边可见晕环，内部呈"镶嵌征"表现。巨块型肝癌多以混合回声为主，周围见假包膜回声，内部呈"镶嵌征"表现。需借助增强影像学检查或病理组织学鉴别。

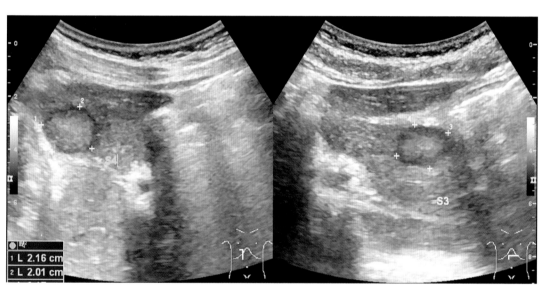

图1-58　肝转移瘤病灶内部出现坏死表现为"牛眼征"一

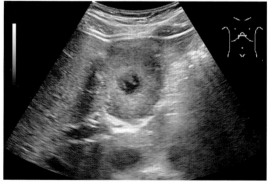

图1-59　肝转移瘤病灶内部出现坏死表现为"牛眼征"二

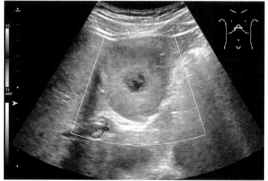

图1-60　肝转移瘤彩色多普勒显示病灶内无明显血流信号

（2）胆管细胞癌 低回声为主，也可表现为等回声或稍高回声，边界不清，无明显包膜，部分内可见明显的多发纤维间质成分，呈网格状，病灶远端的胆管常扩张。合并门静脉、肝静脉癌栓少见，但肝门区较常出现肿大淋巴结。需借助增强影像学以明确鉴别。

5.诊断价值

结合患者病史，二维超声可对肝转移瘤提出可能性诊断。

三、肝脏弥漫性病变

（一）肝炎

1.病因及病理学

肝炎通常指由多种致病因素如病毒、细菌、寄生虫、化学毒物、药物、酒精、自身免疫因素等引起的肝细胞破坏和肝脏功能损害。常见由甲型、乙型、丙型等肝炎病毒引起的病毒性肝炎。病毒性肝炎是一组由肝炎病毒引起的以肝细胞变性、坏死和凋亡为主要病理改变的传染性疾病，同时伴有不同程度的炎细胞浸润、肝细胞再生和纤维组织增生。

2.临床症状

不同病因的肝炎临床表现各异。常见症状包括食欲减退、腹胀、厌油腻食物、恶心、呕吐、易疲倦。部分患者可出现黄疸、发热、肝区隐痛等。重型肝炎可见腹水、少尿、出血倾向和意识障碍、昏迷等。

3.图像特征及诊断要点

急性肝炎超声表现为肝脏体积增大，肝实质回声尚均匀。多可引起胆囊回声改变，出现胆囊壁弥漫性增厚。慢性肝炎多表现为肝脏体积形态正常，肝实质回声增粗（见图1-61），胆囊壁弥漫性增厚、毛糙（见图1-62）。

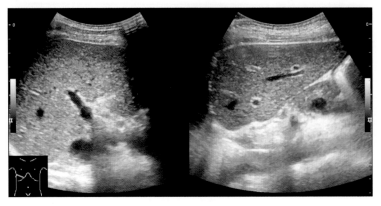

图1-61 慢性肝炎声像图示肝脏体积形态在正常范围内，肝实质回声增粗

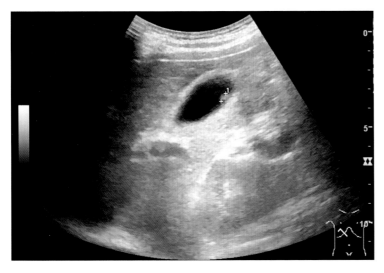

图1-62　慢性肝炎声像图示胆囊壁弥漫性增厚、毛糙

4.鉴别诊断

（1）脂肪肝　肝脏体积增大，形态饱满，肝实质前场回声细密，后场衰减。

（2）肝硬化　肝脏表面凹凸不平，实质回声增粗不均，可出现肝硬化结节声像。

5.诊断价值

应充分结合患者病史，结合超声表现，综合判断。

（二）肝硬化

1.病因及病理学

肝硬化是一种常见的慢性肝病，由于肝细胞弥漫变性、坏死，继而出现纤维组织增生和肝细胞结节状再生，这三种改变反复交错进行，导致肝小叶结构和血液循环途径逐渐被改建，进而肝脏变形、变硬，假小叶形成，最终出现肝硬化。肝硬化病因很多，常见因素有以下几种：病毒性肝炎、慢性酒精中毒、营养缺乏及毒物中毒。

2.临床表现

代偿期可无明显症状。失代偿期出现一系列不同程度的门静脉高压和肝功能障碍表现，如脾大、食管-胃底静脉曲张、腹水、肝掌、蜘蛛痣等，最终可导致肝功能衰竭。

3.图像特征及诊断要点

肝脏大小、形态可正常，亦可出现右叶缩小、左叶代偿性增大表现。肝实质回声增粗、增强（见图1-63），可合并增生结节（见图1-64、图1-65）。肝包膜回声增高，凹凸不平。肝内脉管结构、走行不自然。

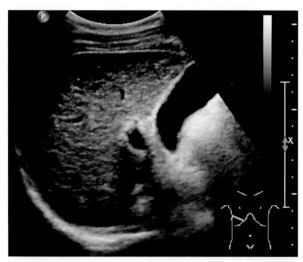

图1-63 肝硬化示肝实质回声增粗、
增强

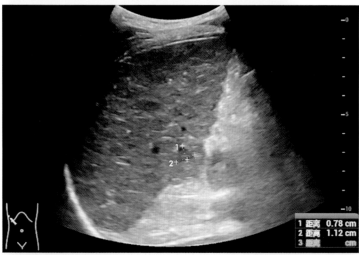

图1-64 肝硬化示肝实质
回声增粗、增强，
肝硬化结节形成

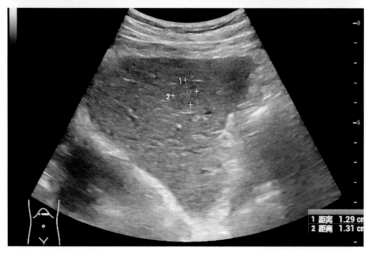

图1-65 肝硬化示肝实质
回声增粗、增强，
肝硬化结节形成

4.鉴别诊断

（1）慢性肝炎　肝脏体积形态正常，肝实质回声增粗，无明显肝内结节表现。

（2）慢性血吸虫性肝病　表现为肝实质回声极不均匀，由大量纤维组织分隔为多个区块，呈现"地图肝"。

5.诊断价值

早期肝纤维化难以通过二维超声诊断。随着肝硬化的逐步进展，超声表现逐渐显著。

（三）脂肪肝

1.病因及病理学

由于肥胖、营养过剩、酒精过度摄入、药物等原因，导致脂肪在肝细胞内过度堆积所致。病理表现为50%以上的肝小叶存在脂肪空泡，出现脂肪变性，并呈弥漫性改变。

2.临床表现

轻度脂肪肝多无临床症状，随程度加重，可有食欲缺乏、疲倦乏力、恶心、呕吐、肝区或右上腹隐痛等症状。

3.图像特征及诊断要点

肝脏体积可略增大，形态饱满，前场呈现细密的高回声点，后场回声逐渐衰减，深部结构显示欠清。肝内脉管结构变细或显示不清晰（见图1-66）。肝肾对比征明显（见图1-67）。

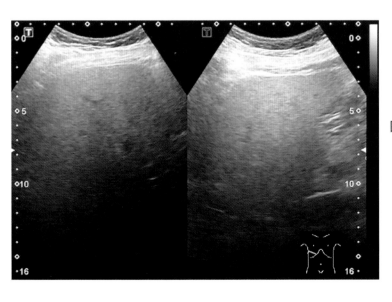

图1-66　脂肪肝时肝脏形态饱满，前场呈现细密的高回声点，后场回声逐渐衰减，深部结构显示欠清，肝内脉管结构变细或显示不清晰

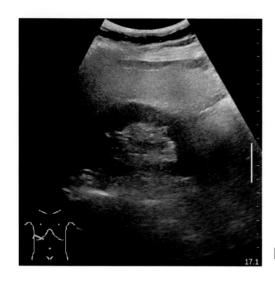

图1-67　脂肪肝的肝肾对比征阳性

4.鉴别诊断

常与急性肝炎鉴别。急性肝炎表现为肝脏体积增大，肝实质回声尚均匀，远场衰减不明显。

5.诊断价值

脂肪肝严重时，超声易于诊断。但需警惕因不同参数设置引起的轻微脂肪肝过度诊断。

参考文献

[1]　Claudon M, Dietrich C F, Choi B I, Cosgrove D O, Kudo M, Nolsøe C P, Piscaglia F, Wilson S R, Barr R G, Chammas M C, Chaubal N G, Chen M H, Clevert D A, Correas J M, Ding H, Forsberg F, Fowlkes J B, Gibson R N, Goldberg B B, Lassau N, Leen E L, Mattrey R F, Moriyasu F, Solbiati L, Weskott H P, Xu H X. Guidelines and good clinical practice recommendations for contrast enhanced ultrasound (CEUS) in the liver—update 2012: a WFUMB-EFSUMB initiative in cooperation with representatives of AFSUMB, AIUM, ASUM, FLAUS and ICUS. Ultraschall Med, 2013, 34 (1): 11-29.

[2]　Chernyak V, Fowler K J, Kamaya A, Kielar A Z, Elsayes K M, Bashir M R, Kono Y, Do R K, Mitchell D G, Singal A G, Tang A, Sirlin C B. Liver Imaging Reporting and Data System (LI-RADS) Version 2018: Imaging of Hepatocellular Carcinoma in At-Risk Patients. Radiology, 2018, 289 (3): 816-830.

[3]　郭万学. 超声医学. 第6版. 北京：人民军医出版社, 2011.

[4]　陈敏华. 消化系疾病超声学. 北京：北京出版社, 2003.

[5]　Leslie H Blumgart, Yuman Fong, William R Jarnagin. 赵平，蔡建强译. 肝胆肿瘤. 北京：中国医药科技出版社, 2010.

[6]　吴孟超, 吴在德. 黄家驷外科学. 第8版. 北京：人民卫生出版社, 2008.

（邹学彬　邹如海　李安华）

第二节　胆囊疾病

一、胆囊结石

（一）病因学及病理学

　　胆道系统中，胆汁的某些成分（胆色素、胆固醇黏液物质及钙等）可以在各种因素下析出、凝集而形成结石。发生在胆囊内的结石称胆囊结石。影响胆石形成的基本因素有胆汁理化状态的改变、胆汁淤滞、感染三种。

　　按胆石组成成分可将胆石分为色素性胆石、胆固醇性胆石和混合性结石三种基本类型。我国以色素性胆石多见，胆固醇性胆石多见于西方国家。

（二）临床表现

　　胆囊结石是最常见的胆系疾病，女性多于男性。临床症状无特异性，出现梗阻时可出现胆绞痛，常误诊为胃肠疾病或心绞痛。

（三）声像图表现

　　胆囊结石因其大小、成分及形态差异，声像图有多种表现。

1.典型表现

（1）胆囊腔内强回声团。
（2）伴有声影（见图1-68）。

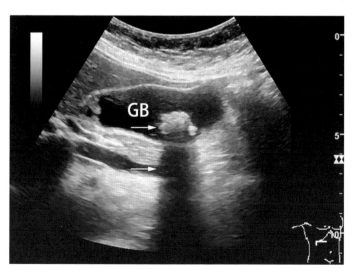

图1-68　胆囊结石后方伴声影
　　　　声像（→为强回声团
　　　　伴声影，GB为胆囊）

（3）结石回声移动，上述征象是超声诊断胆囊结石的可靠根据。

2.非典型表现

（1）充满型胆囊结石　胆囊内充满结石，胆囊无回声区消失，胆囊前壁呈强回声，后方伴声影，出现囊壁-结石-声影三联征即WES征（见图1-69、图1-70）。

（2）胆囊颈部结石　有胆汁衬托时，胆囊颈结石在横断面可出现"靶环"征（见图1-71）；当结石嵌顿于颈部时，可见胆囊肿大或颈部有声影（见图1-72），胆囊颈部小结石容易漏诊；Mirizzi综合征，可见胆囊颈结石嵌顿、肝总管狭窄，狭窄以上肝内胆管扩张。

（3）泥沙样结石　呈泥沙样或粗大颗粒状强回声或稍强回声，伴或不伴声影，沉积在胆囊底或体部。当改变体位时，强回声随之变形移动，并可呈现一平面回声（见图1-73、图1-74）。

（4）胆囊壁内结石（胆固醇结晶）　胆囊壁增厚或呈"双边影"征（见图1-75），可见单发或多发的强回声斑及其后方的"彗星尾"征自胆囊壁悬挂于胆囊腔内（见图1-76）。

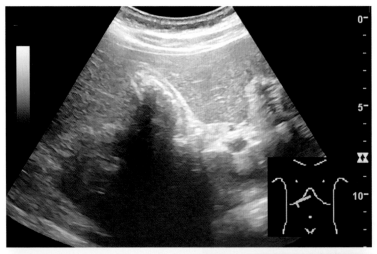

图1-69　充满型胆囊结石

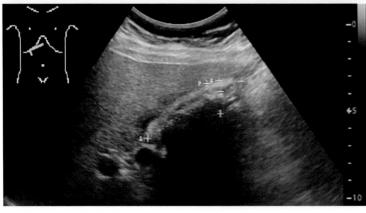

图1-70　充满型胆囊结石，胆囊壁增厚（WES征）

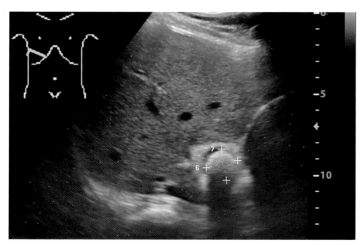

图1-71　胆囊颈结石呈"靶环"征

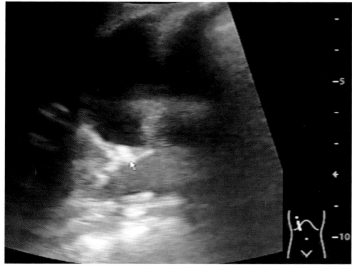

图1-72　胆囊颈部小结石伴声影

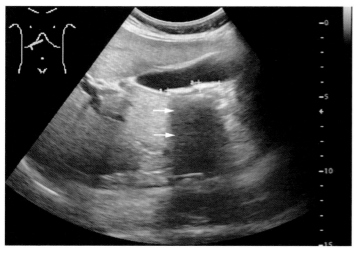

图1-73　胆囊泥沙样结石平铺于胆囊体部，伴声影（→）

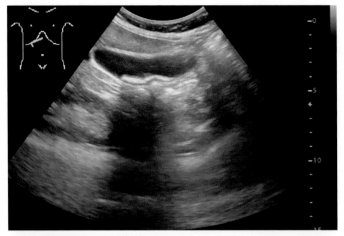

图 1-74 改变体位后泥沙样结石变形、移动

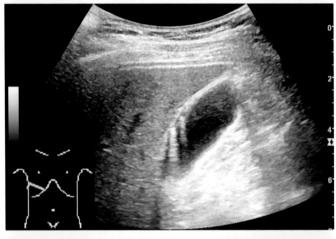

图 1-75 胆囊壁增厚，呈"双边影"征

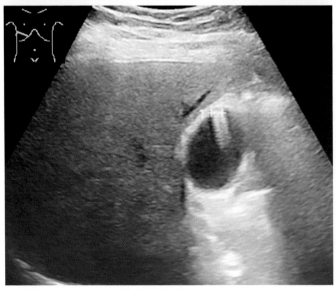

图 1-76 胆囊壁强回声斑伴"彗星尾"征（单发或多发）

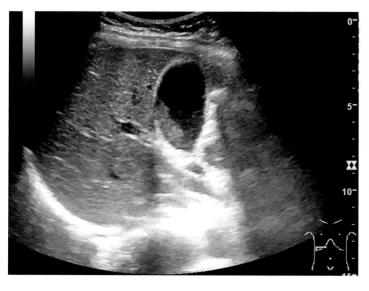

图1-77 62岁女性患者，结肠癌术后3天，未进食。超声提示胆囊腔内团块状中等回声（胆泥形成）

（四）鉴别诊断

（1）肠道气体　可通过改变体位及改变探头方向鉴别。肠道气体形成的强回声团不稳定，不随胆囊移动，后方声影内可有多重反射的回声光带，杂乱、浑浊。

（2）浓缩的胆汁、胆泥等沉积物　需与泥沙样结石鉴别。前者常有胆道梗阻或长期禁食病史，具有浮动感，改变体位时移动速度较慢（见图1-77）。

（五）诊断价值

超声检查诊断胆囊结石有较高的敏感性，是检查胆囊结石的首选方法。在胆汁透声清晰的情况下，可以对结石的大小、形态、部位做出明确的诊断。

二、胆囊炎

（一）急性胆囊炎

1.病因学及病理学

胆系炎症的病因、发病机制以及病理变化大致相同，多是在胆汁淤积的基础上激发细菌（主要为大肠埃希菌、副大肠埃希菌和葡萄球菌等）感染所致。细菌可经淋巴道或血道到达胆道，也可从肠道经十二指肠乳头逆行进入胆道，在我国以后者更为常见。病因有细菌感染、结石梗阻、胰液反流等。镜下见黏膜充血水肿，大量中性粒细胞弥漫浸润，黏膜上皮细胞坏死脱落，形成糜烂或溃疡。

2.临床表现

本病是最常见的急腹症之一，患者常有发热、畏寒、呕吐等症状，主要临床特征是右上腹绞痛和胆囊区压痛（超声Murphy征阳性）。按病理变化程度可分为单纯性、化脓性、坏疽性三类型。

3.声像图表现

典型的化脓性胆囊炎声像图表现如下。

（1）胆囊肿胀，轮廓模糊　当合并结石阻塞胆囊管或胆总管时，胆囊表现为张力性肿胀（见图1-78、图1-79）。

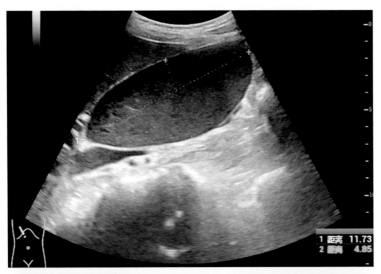

图1-78　女性患者，右上腹疼痛急诊来诊。超声示胆囊肿胀，内部回声浑浊，胆囊窝积液；超声墨菲征阳性

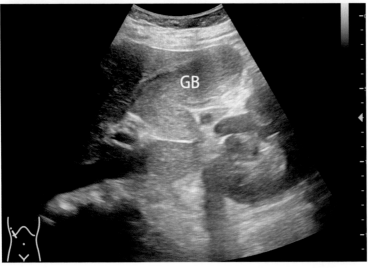

图1-79　女性患者，既往有胆囊结石。肠道手术后5天，发热伴右上腹疼痛。超声示胆囊（GB）肿胀，轮廓模糊，内部回声浑浊

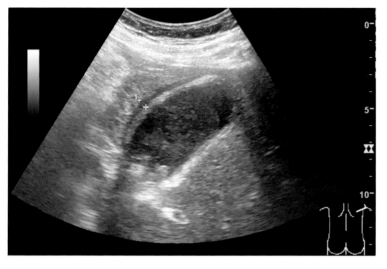

图1-80　男性患者，既往有胆囊结石，卧床十余天，主诉腹痛腹胀。超声示：胆囊壁弥漫增厚（≥3mm），出现"双边影"征（加箭头），胆囊腔内浑浊伴结石（加箭头）；胆囊窝积液（箭头示胆囊窝少许积液）

（2）胆囊壁弥漫增厚（≥3mm）　浆膜下水肿时出现"双边影"征；超声墨菲征阳性，探头置于胆囊体表处，稍用力加压，患者深吸气时，有疼痛感（见图1-80）。

（3）胆囊周围积液　胆囊炎性渗出可在胆囊窝探及液性暗区（见图1-78、图1-80）；胆囊穿孔时，扩张的胆囊缩小，胆囊周围液区透声差，可见粗细不等的点状或带状回声；严重者可形成脓肿。

4.鉴别诊断

急性胆囊炎所引起的胆囊肿大需与胆囊颈或胆囊管梗阻及肝硬化、肾脏疾病、右心衰竭等引起的低蛋白血症所致胆囊肿大相鉴别。梗阻性黄疸声像图表现常无胆囊壁增厚、"双边影"征等炎性水肿表现，超声Murphy征阴性；低蛋白血症时胆囊表现为胆囊壁增厚，胆囊肿大，亦无"双边影"征及超声Murphy征，临床资料可以帮助鉴别诊断。

（二）慢性胆囊炎

1.病因学及病理学

慢性胆囊炎由急性胆囊炎反复发作演变而来，常合并结石。肉眼见：胆囊壁增厚纤维化，腔内有结石，黏膜皱襞变平坦。镜下见：黏膜扁平，腺体萎缩减少，各层组织中均有慢性炎细胞浸润，并伴有明显纤维化。

2.临床表现

常有胆绞痛史，腹胀、右上腹隐痛不适、厌油感、嗳气、纳差等，进食油脂类食物后疼痛加剧。部分患者可无临床症状。

3.声像图表现

（1）胆囊缩小，严重者胆囊腔缩窄；胆囊壁增厚，可达5cm以上；胆囊壁毛糙、不规则（见图1-81）。

（2）胆囊内透声差，出现云雾状回声；合并结石时，可探及强回声团（见图1-82）。

（3）炎症较重者，胆囊壁增厚，回声增强，可出现类似"双边影"征；合并周围炎症者，胆囊形态消失。

（4）脂餐实验时，胆囊收缩功能减退或消失。

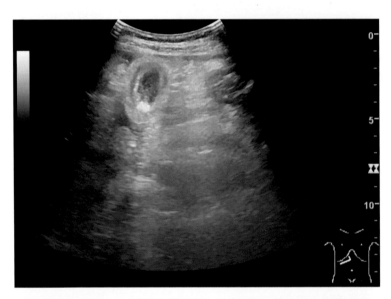

图1-81 慢性胆囊炎超声
表现为胆囊缩小，
胆囊壁增厚，胆
囊内透声差，出
现云雾状回声

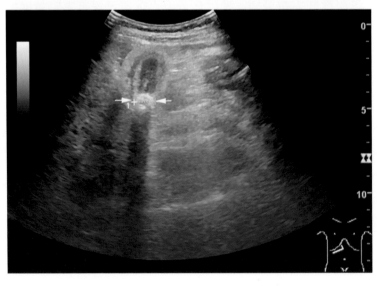

图1-82 慢性胆囊炎常合
并 结 石（ → 为
结石）

4.鉴别诊断

（1）胆囊癌　胆囊癌表现为胆囊壁局限性或弥漫性不均匀增厚，黏膜面不规则，常有侵犯肝实质及肝门部；慢性胆囊炎以炎性浸润慢性增生为主，胆囊壁连续。

（2）胆囊腺肌病　超声表现为胆囊壁增厚，常伴有小囊状无回声或低回声；脂餐实验，胆囊收缩亢进为特征。

三、胆囊息肉样病变

（一）病因学及病理学

胆囊壁内某种组织过度增生，表现为瘤样病变。胆囊息肉是机体的胆固醇代谢障碍，致使胆汁内胆固醇分泌增加，在胆囊黏膜下积聚，充满大量含脂质的泡沫细胞，由多个肿胀的黏膜皱襞组成小结节，突入胆囊腔，呈多发的杨梅状或小桑葚状。

（二）临床表现

常无明显临床症状，可表现为右上腹隐痛不适、厌油感等非特异性临床症状。

（三）声像图表现

① 息肉与胆囊壁相连，多数有蒂，一般无声影，不随体位改变而移动（见图1-83）；② 常为多发息肉，超声难以准确判断数目（见图1-84）；③ 直径常＜15mm，单发息肉最大径＞10mm时，被认为是癌前病变，需要注意观察基底和血流（见图1-85、图1-86）。

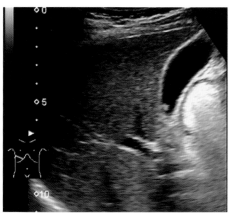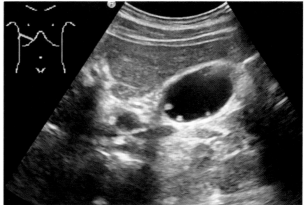

图1-83　胆囊息肉附着于胆囊壁，一般无声影，不随体位改变而移动，可单发或多发

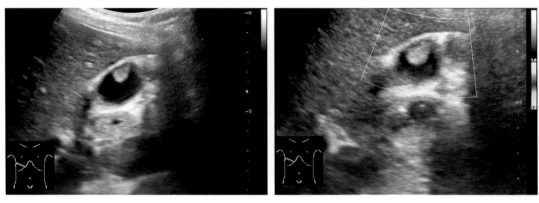

图 1-84　胆囊单发息肉（＞15mm），附着于胆囊底部，凸向胆囊腔，相邻胆囊壁连续性完整；CDFI 未见明显血流信号

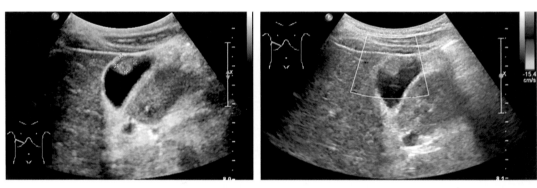

图 1-85　胆囊腺瘤样息肉（大小 10mm×9mm），宽基底，附着于胆囊底部，相邻胆囊壁连续性完整；CDFI 未见明显血流信号

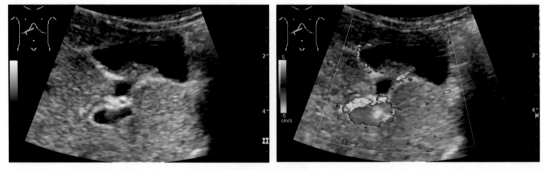

图 1-86　胆囊隆起性病变，宽基底，附着于胆囊体部，相邻胆囊壁连续性完整；CDFI 示基底可见条状血流信号，血供来自胆囊动脉

（四）鉴别诊断

需与胆囊壁或胆囊腔内小结石、胆泥鉴别，后者具有移动性，改变体位时容易鉴别；还需与胆囊腺肌增生症鉴别，后者胆囊壁明显增厚，壁内常有罗-阿窦的无回声灶，可予鉴别。

（五）临床价值

超声检查可以清晰显示病灶，并且能通过改变体位和屏气，与肠道气体、结石、胆囊外脏器病变等鉴别。对于较大（＞10mm）的病灶，超声检查能够通过病灶基底、血供、胆囊壁情况判断良恶性，并能作为监控手段，便于及时手术干预。

四、胆囊腺肌症

（一）病因学及病理学

病理特征为胆囊壁内罗-阿窦（Rokitasnsky Aschoff sinus）增殖，导致胆囊壁呈局限型增厚或弥漫型肌层增厚。

（二）临床表现

常无明显临床症状，可表现为右上腹隐痛不适、厌油感、嗳气、纳差等类似胆囊炎、胆石症的症状。

（三）分型及声像图表现

1.分型

根据病变的部位和范围，将其分为三型，即局限型、节段型和弥漫型（又称广泛型），其中以局限型较多见，以胆囊底部好发。

2.声像图表现

（1）节段型　胆囊壁节段性增厚，胆囊壁向腔内突入形成所谓"三角征"（见图1-87）。

（2）局限型　胆囊底部呈圆锥帽状增厚，常发生在胆囊底部或体部（见图1-88）。

（3）弥漫型　胆囊壁普遍性增厚，内腔狭窄；与慢性胆囊炎声像图类似（见图1-89、图1-90）。

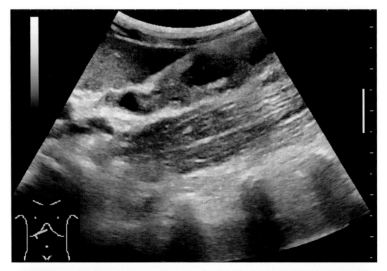

图 1-87　节段型胆囊腺肌症

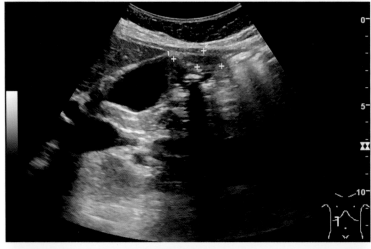

图 1-88　局限型胆囊腺肌症

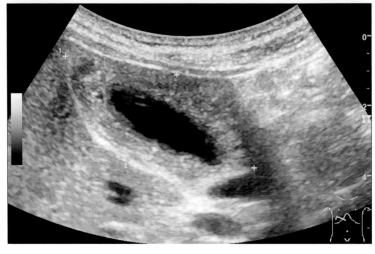

图 1-89　弥漫型胆囊腺肌症

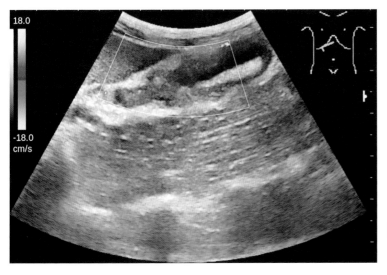

图 1-90 弥漫型胆囊腺肌病合并胆囊结石

（四）鉴别诊断

需与慢性胆囊炎、胆囊癌鉴别。胆囊腺肌病常无临床症状，超声表现为胆囊壁增厚，常伴有小囊状无回声或低回声，胆囊壁连续，与周围组织分界清（见图1-91、图1-92）。

（五）临床价值

超声是诊断胆囊腺肌病的较好检查方法，简便、准确，并且能够显示形态、部位、分型与鉴别诊断。

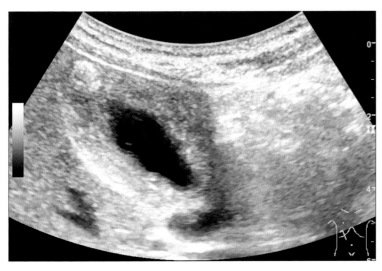

图 1-91 慢性胆囊炎中年女性，头颈部肿瘤术前超声提示胆囊壁弥漫增厚，以肌层为主，浆膜层强回声连续，与周围肝脏分界清

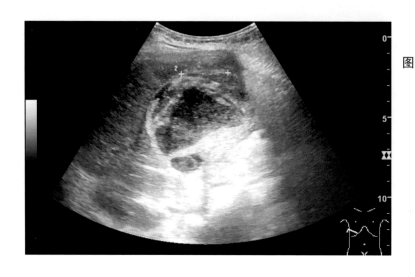

图 1-92 胆囊癌老年女性，主因上腹部隐痛不适、恶心、厌油感、消瘦就诊。超声提示胆囊壁不规则增厚，以肌层为主，浆膜层回声模糊、中断，邻近肝脏受侵犯

五、胆囊癌

（一）病因学及病理学

无明确病因，有研究表明，胆囊癌的发生与胆石存在有关，胆囊结石长期的物理刺激，加上黏膜的慢性炎症、感染细菌的产物中有致癌物质等因素综合作用的结果。

胆囊癌好发于胆囊颈部。90%的组织学类型为分化较高的腺癌。肉眼观，胆囊癌多呈浸润性生长，使囊壁增厚、变硬、灰白色、沙粒样，黏膜无明显肿块，与慢性炎症或瘢痕不易区别。有时呈息肉状生长，基底部较宽。胆囊底及邻近肝组织内常有转移灶形成。

（二）临床表现

原发性胆囊癌是一种恶性程度较高的肿瘤，就诊时往往为晚期，手术切除率低，患者生存期短。大部分患者的临床表现与慢性胆囊炎及胆石症相似，主要为右上腹隐痛、恶心、呕吐、厌油感等消化道症状，晚期可黄疸、消瘦及腹水等。

（三）分型及声像图表现

胆囊癌可发生在胆囊各个部位，最常见于颈部或底部。胆囊癌从大体形态分为结节型、厚壁型、实块型和混合型。

（1）结节型　为胆囊癌的早期表现，呈乳头状中等回声，凸向胆囊腔内，基底较宽，表面不平整。本类型胆囊癌容易受结石遮挡而漏诊（见图1-93）。

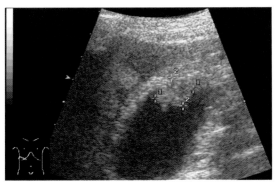

（a）

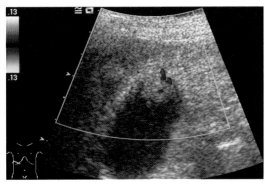

（b）

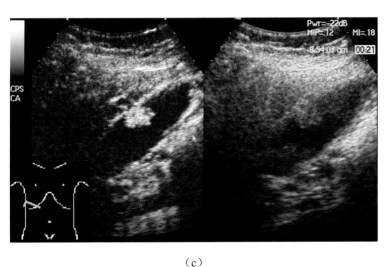

（c）

图1-93　62岁，女性患者，体检发现胆囊占位。（a）二维超声表现为：胆囊底部低回声结节，大小约17mm×13mm，宽基底，表面呈菜花状，邻近胆囊壁增厚、连续；（b）彩超显示上述病灶内条状血流信号，血供来自胆囊动脉；（c）超声造影显示病灶动脉相与胆囊壁同步强化，邻近胆囊壁连续性好

（2）厚壁型　胆囊壁不均匀增厚，局限型或弥漫型浸润，以颈部、体部增厚显著（见图1-93）；轻度增厚时，需与慢性胆囊炎所致的囊壁增厚鉴别，前者常累及浆膜面致中断，且可能浸润周边肝实质。

（3）实块型　胆囊肿大，正常液性腔消失，呈现为不均质的实性肿块（见图1-96、图1-97）；有时可见结石强回声团伴声影（见图1-93）。癌肿浸润肝可使肝与胆囊之间的正常强回声带破坏、中断甚至消失（见图1-94、图1-95）；癌肿侵及周围组织及肠袢时，胆囊界限显示不清，易误诊。需与肝门部肿块、右肾肿瘤及胰头癌鉴别。

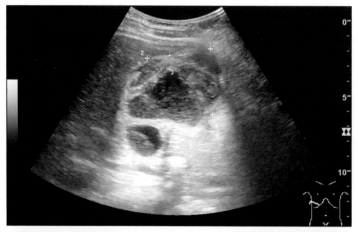

图1-94　厚壁型胆囊癌胆囊壁不均匀增厚，邻近肝脏处累及浆膜面致中断

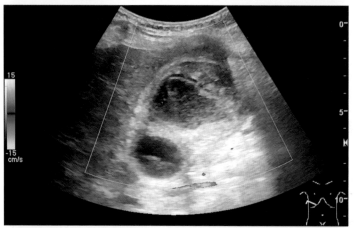

图1-95　CDFI示胆囊病灶未见明显血流信号

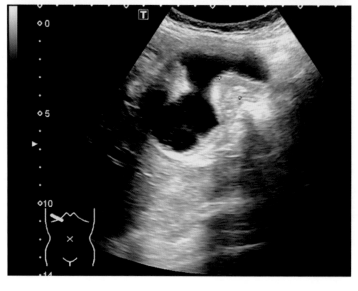

图1-96　实块型胆囊癌超声示不均质的实性肿块，可见结石强回声团伴声影

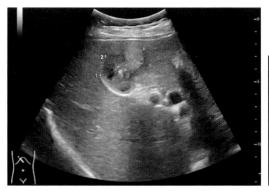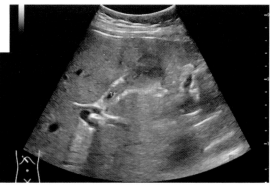

图1-97 实块型胆囊癌超声示胆囊正常液性腔消失，呈现为不均质的实性肿块，癌肿浸润肝可使肝与胆囊之间的正常强回声带中断

（4）混合型　胆囊壁增厚伴有乳头状突起，声像图较为常见及典型。

（四）鉴别诊断

结节型胆囊癌（早期）容易漏诊，需提高与胆囊隆起性病变的警惕，特别是>10mm的病灶，并在短期内迅速增大时。胆囊癌常常导致胆囊壁解剖层次消失，增厚的胆囊壁可向腔内、腔外凸起，CDFI显示病灶基底或内部见条状血流信号（图1-98）；需与其他胆囊壁增厚性病变（慢性胆囊炎、胆囊腺肌病）鉴别，可能存在误诊（见图1-99、图1-100）。

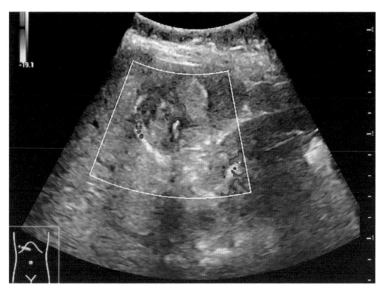

图1-98 彩超显示胆囊病灶内丰富的条状血流信号

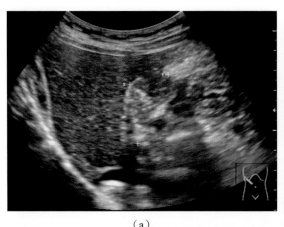

（a）

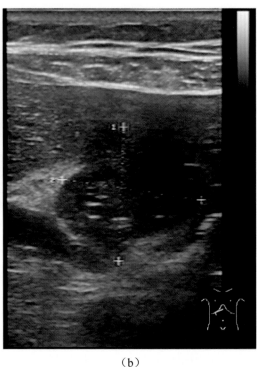

（b）

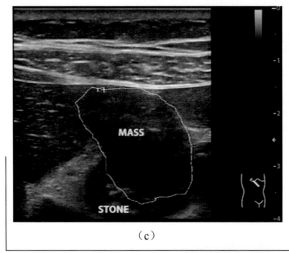

（c）

图 1-99　69 岁，男性患者，体检发现胆囊占位。（a）超声所见胆囊轮廓模糊，胆囊底部见一个低回声肿物；（b）局部胆囊壁中断，侵犯邻近肝脏组织；（c）胆囊体部胆囊腔内回声浑浊，可见多个强回声

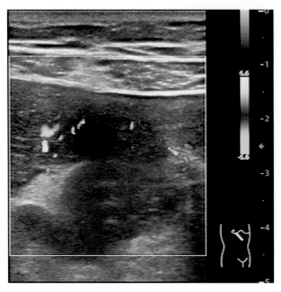

图 1-100　彩超显示胆囊底部病灶内点条状血流信号。超声提示考虑胆囊癌（侵犯肝脏）。术后病理提示胆囊腺肌症并急慢性炎症

（五）临床价值

超声在胆囊癌分期中的意义不大。但对于以下情况：① ＞10mm的胆囊隆起性病灶并在短期内迅速增大；② 瓷器样胆囊、胆囊和胆道畸形；③ 结石周围的胆囊壁有局限型增厚的，应注意动态超声随访，警惕胆囊癌的发生。

六、胆囊先天性异常

胆囊的先天畸形，根据数目、形态及位置的变异，分类较多。大多数患者于合并胆囊结石、胆囊炎时出现相应临床症状时发现畸形，部分患者体检时发现。

常见类型及其声像图表现如下。

（1）双胆囊　显示胆囊窝两个相互独立、各自完整的胆囊（见图1-101）。

（2）先天性胆囊缺如　在正常胆囊区多切面扫查未见胆囊的液性暗区。

（3）皱襞胆囊　胆囊体底部或颈体部之间有强回声皱襞，胆囊被分成前、后两个腔，但其间是相通的。

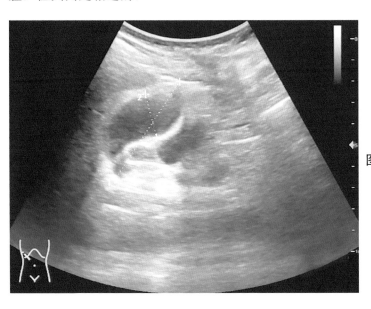

图1-101　超声检查示胆囊窝见两个胆囊回声，大小分别约57mm×21mm、55mm×23mm，腔内未发现病变。PET-CT提示双胆囊

参考文献

[1] Gerstenmaier J F, Hoang K N, Gibson R N.Contrast-enhanced ultrasound in gallbladder disease: a pictorial review. Abdom Radiol, 2016, 41 (8): 1640-1652.

[2] 郭万学. 超声医学. 第6版. 北京：人民军医出版社，2011.

[3] 陈敏华. 消化系疾病超声学. 北京：北京出版社，2003.

[4] Leslie H. Blumgart, Yuman Fong, William R. Jarnagin. 赵平，蔡建强译. 肝胆肿瘤. 北京：中国医药科技出版社，2010.

[5] 吴孟超，吴在德. 黄家驷外科学. 第8版. 北京：人民卫生出版社，2008.

（彭川　邹如海　李安华）

第三节　胆管病变

一、胆管结石

（一）肝外胆管结石

1.病因学

肝外胆管结石指位于左肝管、右肝管开口以下的结石，分原发性和继发性两种。原发性在肝外胆管形成，继发性指胆囊内结石排至胆管内。

2.病理解剖和病理生理

病理表现取决于结石大小、梗阻程度和并发感染等因素，病变可累及整个胆系和胰腺。肝外胆管多呈不同程度的扩张，其内可见一枚至数枚球形、铸型柱状混合性结石，或胆色素性泥沙样结石。胆管壁因充血、水肿、增生和纤维化而有增厚。结石在胆管内可以移动。

3.临床表现

患者多有长期反复发作的胆系感染等病史，病情与梗阻部位、程度和感染的轻重有关。静止期或慢性阶段可以无症状，或是出现一些类似溃疡病、慢性胆囊炎等症状；急性发作时则出现腹痛、高热、寒战及黄疸，即Charcot综合征，重症病例可出现弥散性血管内凝血、中毒性休克，以致死亡。因此，要及时诊断和治疗。

4.典型病例超声图像特征及诊断要点（胆总管结石）

肝外胆管扩张，≥7mm提示轻度扩张，≥11mm提示扩张下段有梗阻，胆管壁增厚，回声增强，管腔内强回声团，伴声影（见图1-102）。变换体位或脂餐之后可显示结石位置移动。胆管内较小结石和泥沙样结石，呈中等或较弱的回声，后方声影浅淡或不明显。如结石梗阻位于胆总管，可见胆囊增大，如梗阻位于肝总管，胆囊和胆总管均无扩张，可通过脂餐法判断。

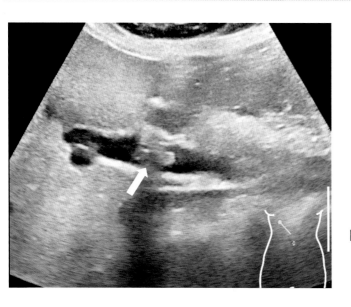

图1-102 胆总管结石示扩张的胆总管内可见结石（→），后方伴声影

5.鉴别诊断

典型的肝外胆管结石，容易明确诊断。胆总管下端结石，可由于结石较小或胃肠气体干扰而显示困难，此时应与胰头肿瘤鉴别。肿瘤所致的胆管扩张多数比结石严重，黄疸逐渐加深，可出现胰管扩张。

6.临床价值

近年来，应用数字化、高分辨率超声仪器，检出率有所提高，准确率可达75% ～ 80%。

（二）肝内胆管结石

1.病因学

肝内胆管结石是指肝左右管汇合部位以上的结石，多有肝外胆管结石的基础，因肝内胆汁排出不畅而继发，可广泛分布于肝内胆管系统。少数为原发性，以左外叶和右后叶多见，与此处胆管弯曲度大而引流不畅有关。

2.病理解剖和病理生理

肝内胆管结石多为胆色素混合结石，常为多发，大小和形态不一。如发生梗阻，梗阻近侧的肝内胆管可有不同程度的扩张，胆管壁有炎症及纤维组织增生可导致管壁增厚、管腔狭窄、胆汁淤积和感染，严重时可致肝组织坏死、脓肿形成和肝叶萎缩。

3.临床表现

急性发作期，患者有肝区胀痛、发热及胸背部不适。双侧肝管阻塞时可出现黄疸，合并胆囊和肝外胆管结石时，有肝外胆管梗阻的症状和体征。

4.典型病例超声图像特征及诊断要点

肝内出现强回声团，可沿胆管走行分布，呈斑点状、条索状、圆形或不规则簇状，后方伴声影（见图1-103）。结石如出现梗阻，近端肝内胆管呈囊状或多叉状扩张（见图1-104），与伴行的门静脉分支构成肝内平行管征。堵塞的小胆管反复发炎、淤胆，在相应部位肝实质硬化、萎缩，肝硬化时胆管扩张不明显。

5.鉴别诊断

（1）肝内钙化灶　与结石相似的强回声团及声影，但一般不引起胆管扩张。

（2）胆道积气　呈条带状和排列呈串的强回声，多有胆道手术史（见图1-105）。

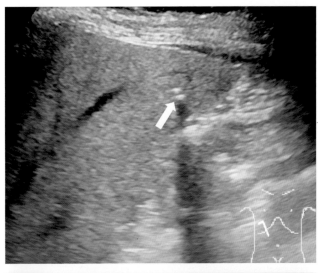

图1-103　肝内胆管小结石示肝内强
　　　　　回声斑，后方伴声影

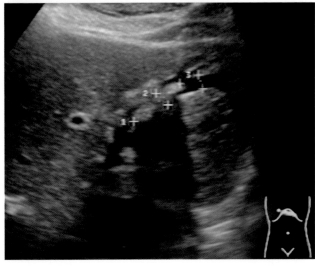

图1-104　肝内胆管内结石，伴近端
　　　　　胆管扩张

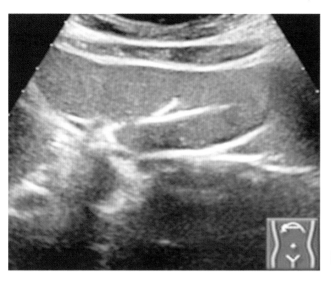

图 1-105　胆道积气

（3）肝圆韧带　肝左叶内的强回声团块，后方可伴有声影，纵切面扫查显示为自门静脉左支矢状部向前下延伸出肝脏的强回声带可以鉴别。

（4）肝血管瘤　高回声团，无声影，位于肝实质内。

6.临床价值

超声检查肝内胆管结石，检出率高，准确率在80% ～ 95%。

二、胆道蛔虫

（一）病因学

胆道蛔虫是肠蛔虫症的常见并发症，肠蛔虫通过十二指肠乳头的开口钻入胆道所致。

（二）病理解剖和病理生理

钻入胆管的蛔虫，多居于胆总管内，有的偶尔可进入胆囊或肝内胆管。多为一条蛔虫，也可为多条。钻入的蛔虫可造成胆管扩张及胆管不完全堵塞和继发胆道感染。蛔虫进入胆道后可以成活一段时间，可达1个月左右。时间长了会以蛔虫残体为核心形成结石。

（三）临床表现

阵发性或持续性上腹剧烈绞痛而体征却不明显。

（四）典型病例超声图像特征及诊断要点

胆管暗区内可见均匀的中等或高回声条索状虫体。条索状物两侧边缘为两条平行的强回声带，呈等号状，也呈通心粉征（见图1-106）。活的虫体可见蠕动。死虫体无活动，呈索条状弓形、S形、弧形等不同形状，停留时间长时，虫体回声可变模糊或增强。

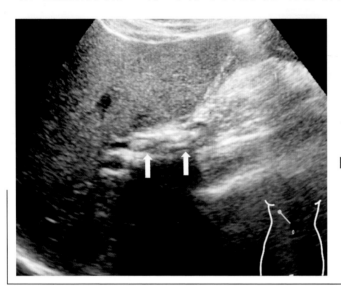

图1-106　胆总管蛔虫虫体呈双管（→），实时超声可见蛔虫蠕动（该图由浙江大学附属第一医院超声科蒋天安教授及许敏医师提供）

（五）鉴别诊断

在胆管扩张、有胆汁充盈的条件下，蛔虫体腔暗线构成了特征性的双线强回声带，是超声诊断的重要证据。需与胆总管留置的T形管相鉴别，T形管呈平行的四线回声，回声细而僵直，结合病史，鉴别并不困难。

（六）临床价值

在我国，胆道蛔虫是常见的急腹症之一，超声比其他任何诊断方法都更为简便、实用而有效，准确率高达90%～95%。在超声观察下，通过内镜取虫是简便、有效的治疗方法，并可观察疗效。

三、急性化脓性胆管炎

（一）病因学

化脓性胆管炎是由于急性胆管梗阻和急性化脓性炎症所致，其中主要病因为胆管结石、胆道蛔虫及赘生物等所引发，常需紧急手术处理。

（二）病理解剖和病理生理

结石、蛔虫或赘生物引起的胆道梗阻并化脓性感染，胆管壁充血、水肿、增厚，黏膜破坏，胆管扩张，胆管腔内充满脓性胆汁或脓液，并可合并胆管内气体存在。

（三）临床表现

上腹疼痛或绞痛，伴寒战、高热、恶心、呕吐等，严重者可出现昏迷、休克，甚至出现黄疸及查科综合征的表现。体征为上腹部压痛、肌紧张，有时可能触及肿大的胆囊，血象示白细胞总数和中性粒细胞比例明显升高。

（四）典型病例超声图像特征及诊断要点

胆总管扩张及肝内多个胆管扩张（见图1-107）。胆总管内出现细点状回声或胆泥淤积，局限性强光点或光斑，胆壁不同程度增厚、粗糙。多数患者可显示胆管梗阻部位的结石或蛔虫回声。胆囊扩张伴有胆泥沉积，囊壁呈"双边"征，囊内可见结石及点状、团絮状回声，后方不伴声影，可随体位改变而缓慢移动（见图1-108）。

（五）鉴别诊断

本病发病急骤，临床症状严重，结合声像图表现特征，可提示诊断。需要鉴别的疾病主要有以下几个。

（1）硬化性胆管炎　进展缓慢的胆管壁增厚。

（2）单纯性胆管结石急性梗阻　发病急，但无急性感染的证据。

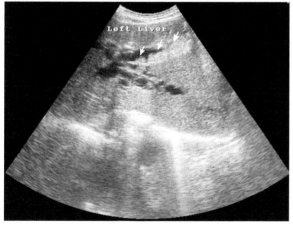

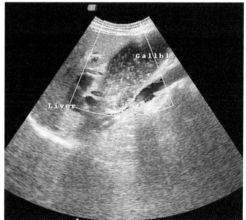

图1-107　化脓性胆管炎可见肝左叶多根胆管扩张（该图由东莞东华医院超声科黄灿医师提供）

图1-108　胆囊扩张并胆泥沉积（该图由东莞东华医院超声科黄灿医师提供）

（3）胆道蛔虫病　上腹部剧烈疼痛，扩张的胆管内呈现均匀条状或"等号"状回声，容易鉴别。

（六）临床价值

超声对诊断此病具有较高的敏感性和准确性，优于其他检查方法。超声能显示肝外胆管增粗、壁增厚、回声增强及管腔内点状弱回声，迅速做出诊断，对争取早期诊断和治疗有重要价值。

四、胆管癌

（一）病因学

胆管癌好发于老年男性，原发性胆管癌大多数为腺癌，约占80%，少数为未分化癌和鳞癌。常合并慢性胆道炎症和结石，可能是胆管癌的诱因；也可以继发于胰腺癌引起的胆道梗阻。

（二）病理解剖和病理生理

胆管癌好发于肝门部左右肝管汇合处、胆囊管与肝总管汇合处以及胰头壶腹部。肿瘤自胆管壁呈乳头状或结节状突入管腔，呈弥漫性生长，使管壁增厚、僵硬，内腔变窄、被堵塞，远端胆管扩张，向周围扩散，侵及肝、胆囊、胰腺、肠管和淋巴结等邻近组织。

（三）临床表现

肝区疼痛，食欲下降，体重减轻，消瘦，部分患者可有发热，类似急性胆道感染。常见进行性黄疸，随病情发展可出现肝大、门静脉高压和腹水。

（四）典型病例超声图像特征及诊断要点

1.高位胆管癌

肝脏肿大，回声增强，肝内胆管明显扩张。肝左右管汇合部或肝门部可见肿瘤，局部见截断征，肿瘤多呈中等回声或高回声，无声影，位置固定，不随体位移动，与管壁分界不清，甚至与周围肝实质分界不清，易误诊为肝肿瘤（见图1-109、图1-110）。

2.肝外胆管癌

扩张的肝外胆管突然截断，局部显示实性回声肿瘤，沿胆管走行，乳头状或结节状病灶与管壁分界较清晰，胆管壁增厚，局部浸润型可见管壁残缺（见图1-111）。

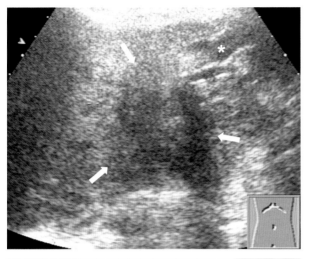

图 1-109 高位胆管癌（→）侵及局部肝实质，远端胆管扩张（∗），易误诊为肝内肿瘤

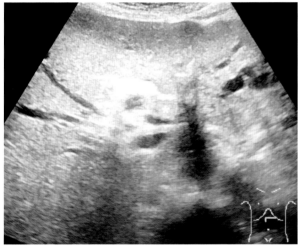

图 1-110 高位胆管癌扩张的左右肝管汇合部肿瘤（∗）

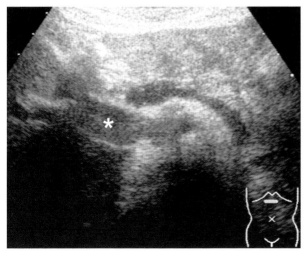

图 1-111 胆总管癌沿胆总管生长（∗）

（五）鉴别诊断

（1）胰头癌　胰头部显示软组织肿大、胰头肿块、胰管扩张。胆管癌胰管多不扩张。如肿瘤浸润胰头和壶腹部时则难以鉴别，采用ERCP检查有助于诊断。

（2）肝外胆管结石　倘若胆管结石没有声影，不随体位移动，很难与乳头型肝外胆管癌鉴别。

（六）临床价值

超声能较好地显示扩张胆管内的肿物，不仅能确定肿瘤发生的部位，而且能估计其程度和侵犯周围组织的情况，对治疗方案提供了可靠依据。

五、胆道先天性异常

（一）先天性胆管囊性扩张症

先天性胆管囊状扩张依据其发生部位不同可分为三种：① 发生在肝外胆管者，称为胆总管先天性囊状扩张症；② 发生在肝内胆管者，称为肝内胆管先天性囊状扩张症（Caroli病）；③ 肝内外胆管同时合并有囊状扩张症为复合型。其中第一种较为多见。

1.病因学

病因不明，多认为是胆管壁先天性薄弱，好发于胆总管上部和中部，故当胆管末端受阻以致管内压力增高时，管腔扩大呈囊状。

2.病理解剖和病理生理

胆管扩张呈囊状，内含胆汁，门静脉和胆管周围纤维化。常合并胆囊和胆管结石。

3.临床表现

临床上胆总管囊状扩张症并非罕见，女性多于男性，多见于儿童或年轻人，以肿块、腹痛、黄疸为主要临床症状，常反复发作。反复感染可使病情恶化。肝内胆管囊状扩张症多见于男性儿童或青年，继发结石或感染后出现发热、脾大、肝区痛等类似急性肝脓肿的表现，反复感染可诱发肿瘤。

4.典型病例超声图像特征及诊断要点

（1）先天性胆总管囊状扩张症　胆总管呈球形囊状扩张，壁为光滑的强回声线。囊内呈无回声，后方回声增强，可伴有结石强回声。囊肿近侧胆管不扩张，可显示与囊肿相连接，胆囊受压前移（见图1-112、图1-113）。

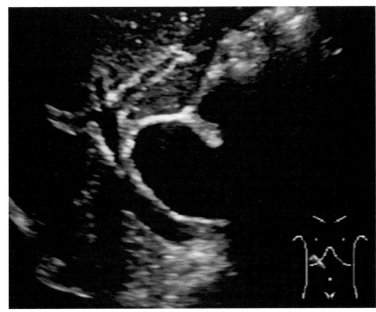

图1-112　先天性胆总管囊状扩张声像图（该图由中山大学附属第六医院超声科刘广健教授及陈瑶医师提供）

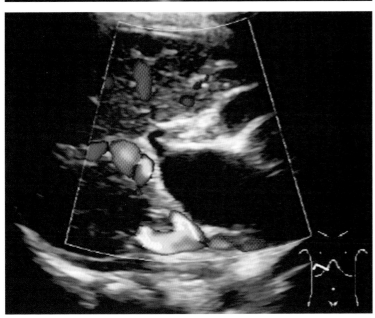

图1-113　先天性胆总管囊状扩张声像图，扩张的胆管无血流信号（该图由中山大学附属第六医院超声科刘广健教授及陈瑶医师提供）

（2）先天性肝内胆管囊状扩张症　与肝内胆管走行一致的囊状或柱状无回声区，与胆管相通，囊腔的数目不一，少则一个，多则大量囊腔形成蜂窝状无回声区，互相交通。囊壁回声增强，不规整，欠光滑。继发感染后囊腔无回声区内可见细密点状回声，严重时囊腔不能显示，呈现杂乱的高回声团块（见图1-114）。

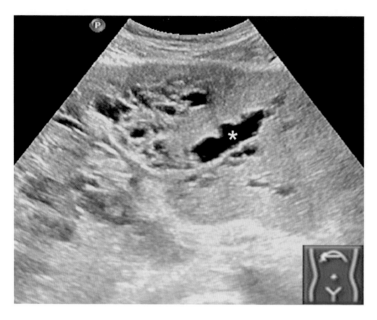

图1-114　先天性肝内胆管囊状扩张声像图,肝左叶三级胆管囊状扩张(*)（该图由广东省中医院超声科庄淑莲医师提供）

5.鉴别诊断

（1）肝囊肿　圆形囊性灶,壁光滑规整,分布在肝实质中,与胆管无相通。

（2）多囊肝　大小不等、互不相通的圆形或椭圆形无回声区,相互挤压,囊壁回声强弱不均,与胆管无相通。常合并多囊肾,具有家族性和遗传性特点。

6.临床价值

超声显像检查是一种简便而准确的方法,可迅速做出诊断,并随访复查,对早期发现癌变有重要价值。

（二）先天性胆道闭锁

1.病因学

先天性胆道闭锁是新生儿持续性黄疸的最常见原因,由于胚胎发育畸形或炎症感染而使胆管上皮破坏增生,导致胆管阻塞所致。

2.病理解剖和病理生理

肝内外胆管全部闭塞；或胆管上皮部分破坏而形成狭窄,但未完全堵塞。由于胆汁排泄受阻,肝内胆汁淤积致肝大,质地硬,继而发生胆汁性肝硬化、门静脉高压。

3.临床表现

婴儿出生1～2周后出现进行性加重的黄疸、陶土色便,食欲下降,肝脾大,最终出现门静脉高压症状。

4.典型病例超声图像特征及诊断要点

（1）肝内型 肝大，回声均匀性增强，肝内外胆管、胆囊均不能显示。脾大，晚期可见脾静脉扩张、腹水等门静脉高压征象。

（2）肝外型 肝大，肝内胆管扩张。闭锁部位在胆囊管汇合以下，胆囊及近端肝外胆管扩张；闭锁部位在汇合口以上者，胆囊及远端肝外胆管均难以显示。

（3）肝内外胆管闭锁 可见肝内外胆管都不扩张，胆囊不显示（见图1-115）。肝实质增粗，甚至出现肝硬化声像。

5.鉴别诊断

肝内型需与新生儿巨红细胞性肝炎鉴别，后者血清中甲胎蛋白增加，治疗后好转，肝内胆管及胆囊可显示。肝外型需与先天性肝内胆管囊状扩张症鉴别，后者肝内胆管壁回声增厚且无持续性梗阻性黄疸的临床特征。

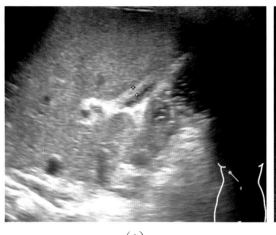

（a）

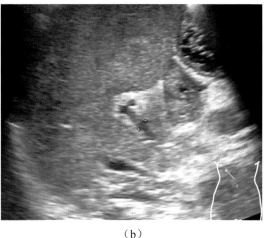

（b）

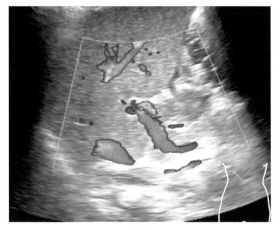

（c）

图1-115 肝内外胆管闭锁声像图示
胆囊不显示（a）、肝内外
胆管不扩张[（b）、（c）]
（该图由广东省中医院超声
科庄淑莲医师提供）

6.临床价值

超声对先天性胆道闭锁的诊断较为敏感，临床可早期发现，及早手术矫正是挽救患儿生命的关键，具有重要价值。

参考文献

[1] Larson M M. Ultrasound Imaging of the Hepatobiliary System and Pancreas. Vet Clin North Am Small Anim Pract, 2016, 46 (3): 453-480.

[2] 郭万学. 超声医学. 第6版. 北京：人民军医出版社，2011.

[3] 陈敏华. 消化系疾病超声学. 北京：北京出版社，2003.

[4] Leslie H. Blumgart, Yuman Fong, William R. Jarnagin主编. 赵平，蔡建强译. 肝胆肿瘤. 北京：中国医药科技出版社，2010.

[5] 吴孟超，吴在德. 黄家驷外科学. 第8版. 北京：人民卫生出版社，2008.

（郑玮　邹如海　李安华）

第四节　胰腺病变

一、急性胰腺炎

（一）病因学

急性胰腺炎是由多因素，包括胆道梗阻、酒精、高脂血症、创伤、感染和创伤等作用下胰酶溢出腺泡和腺管，导致胰腺实质和周围组织发生自身消化的胰腺自身消化性疾病。

（二）病理解剖和病理生理

各种病因作用下，胰腺外分泌酶释放入组织和血管内，磷脂酶A2引起胰腺组织坏死与溶血，弹力蛋白酶水解血管壁引起出血和血栓形成，脂肪酶引起脂肪坏死和液化，同时激活补体系统增加血管通透性。在上述病理生理作用下，病理解剖分为：① 水肿型（轻症），局部充血水肿，炎症浸润；② 出血坏死型（重症），胰腺及周围组织出血坏死，脓肿形成。

（三）临床表现

患者多数会有诱因，如高脂饮食、大量饮酒、胆管结石和ERCP后，突发上腹部胀痛、恶心、呕吐、发热、尿黄和少尿等急腹症和休克症状。通常症状集中在上腹部，需要与上消化道穿孔、胆管结石嵌顿和肝左叶肿瘤破裂相鉴别，诱因和血尿淀粉酶、脂肪酶有助于诊断。

（四）病例超声图像特征及诊断要点

（1）直接征象　①轻症：胰腺实质弥漫性肿大，实质回声减低，包膜毛糙模糊（见图1-116、图1-117）。②重症：胰腺肿大，边缘不规则，实质呈高低混杂回声，可出现强回声斑。

（2）间接征象　胰腺与周围组织分界不清，胰周出现不规则液性区域（见图1-117），胰管和胆管扩张，扩张胆管内强回声斑，胸腔积液，探头加压局部疼痛明显。

（五）鉴别诊断

各种病因作用下，突发急腹症，结合图像和胰酶升高容易诊断急性胰腺炎。在少数情况下，急性胰腺炎呈胰腺局限性增大时，需与慢性胰腺炎急性发作和胰腺癌鉴别。鉴别时需要结合图像特征、CA19-9、病史和体征，必要时需要组织学进行鉴别。

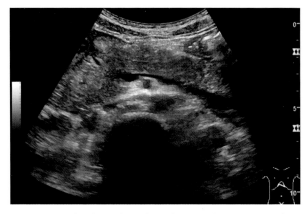

图1-116　急性水肿型胰腺炎时上腹胀痛伴血清淀粉酶升高，胰腺弥漫性肿大，回声减低，形态饱满

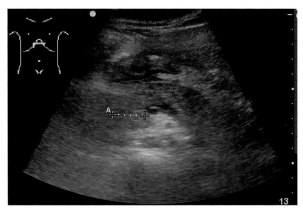

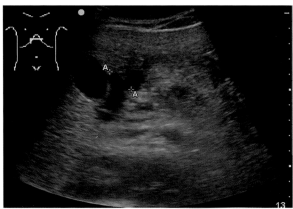

图1-117　急性出血坏死型胰腺炎时胰腺明显肿大，回声减低，轮廓不清，胰腺周围可见不规则液性暗区，胰周组织回声增高

（六）临床价值

典型超声图像、病史和血尿淀粉酶，三者结合诊断急性胰腺炎，准确率在90%以上。

二、慢性胰腺炎

（一）病因学

慢性胰腺炎是各种病因，包括酗酒、吸烟、胆道慢性炎症、高脂高钙血症、自身免疫性疾病、胰腺先天性异常、外伤和医源性因素等，导致胰腺炎反复发作、组织和功能不可逆改变的慢性迁延性疾病。发病率有逐年升高的趋势。

（二）病理解剖和病理生理

病理特征包括胰腺实质慢性炎症损害和间质纤维化、胰腺实质钙化、局灶性坏死、胰管扩张、结石形成、腺泡和胰岛细胞萎缩，常有假性囊肿形成。

（三）临床表现

慢性胰腺炎的临床表现与急性胰腺炎相似，相关的症状与体征较急性胰腺炎轻，表现非特异性。遗传性、自身免疫性胰腺炎往往症状不明显，可出现胆红素升高、血清IgG4升高等实验室指标的改变。

（四）典型病例超声图像特征及诊断要点

早期或急性发作时胰腺轻度或局限性增大（见图1-118），后期多数表现为胰腺体积缩小，轮廓不清，边缘不规整，与周围组织界限不清。疾病后期胰腺实质回声增强，出

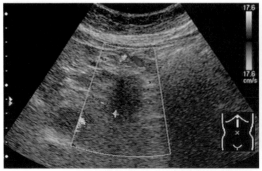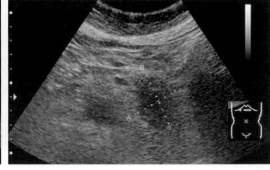

图1-118　胰尾局限性胰腺炎时胰尾低回声肿块，形态不规则，边界不清，局部胰腺包膜模糊，病理证实为胰腺炎

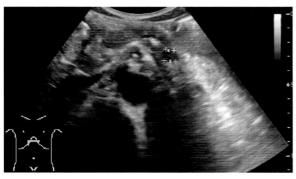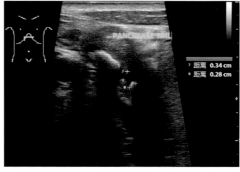

图1-119 慢性胰腺炎并假性囊肿形成时胰腺实质回声弥漫性增粗不均匀伴多发强回声斑，胰管扩张粗细不均，胰尾可见假性囊肿形成

现点状、条状高回声带；主胰管扩张，粗细不均，可见结石。胰腺周围可见无回声区，囊壁厚薄不均，囊内可见弱回声（见图1-119）。

（五）鉴别诊断

慢性胰腺炎呈均匀弥漫改变，与胰腺癌较容易鉴别。当慢性局限性胰腺炎时，与胰腺癌较难鉴别，往往需要结合病史、体征、多种影像学检查，必要时需要活检证实。

（六）临床价值

典型慢性胰腺炎超声诊断率可达90%，而局限性胰腺炎、自身免疫性胰腺炎（图1-120）临床症状往往不明显，常常需要与胰腺癌、壶腹部肿瘤鉴别，大部分诊断需要病理证实。

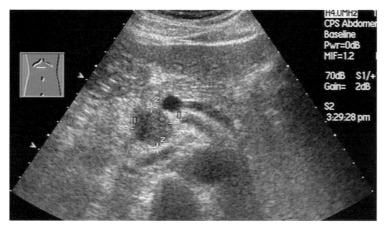

图1-120

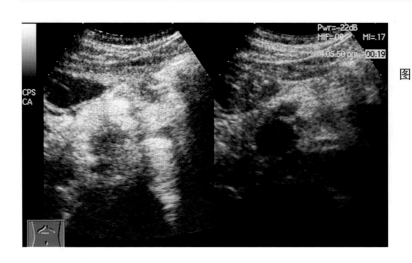

图1-120　自身免疫性胰腺炎时胰头低回声肿块，远端胰管无扩张，超声造影呈低增强，病理证实为IgG4相关性自身免疫性胰腺炎

三、胰腺囊肿

（一）病因学

胰腺囊肿分为真性囊肿和假性囊肿两类。真性囊肿原发于胰腺本身，囊壁被覆腺管或腺泡上皮，而假性囊肿继发于炎症、外伤和手术等，囊壁无上皮细胞，由纤维组织增生包裹形成。

（二）病理解剖及病理生理

真性囊肿与其他器官囊肿类似，由于腺管或腺泡堵塞，远端出现囊状扩张，囊壁由上皮组织覆盖。假性囊肿并非真正意义上的囊肿，而是有纤维组织包裹形成厚薄不均的囊壁，可见中性粒细胞和淋巴细胞浸润。

（三）临床表现

真性囊肿往往没有症状，常在体检时意外发现。假性囊肿常有相关病史，如胰腺炎、外伤和手术，继发出现上腹部胀痛及可触及的质软包块等。

（四）典型病例超声图像特征及诊断要点

（1）胰腺真性囊肿　多数呈椭圆形或类圆形、边界清晰、囊壁光滑的无回声病灶；少数潴留囊肿，合并有慢性胰腺炎声像，囊肿与主胰管相连，部分囊壁上可见钙化斑（见图1-121）。

（2）胰腺假性囊肿　多数位于胰腺外，囊壁厚薄不均，囊壁可见钙化，往往胰腺有急慢性炎症声像改变（见图1-122）。

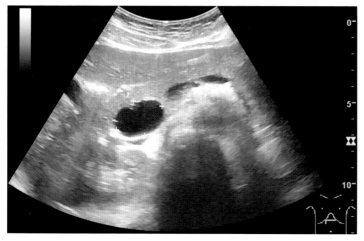

图 1-121　胰头部真性囊肿时胰头钩突部可见一个无回声病灶，囊壁薄、光滑，囊内透声好，后方回声增强

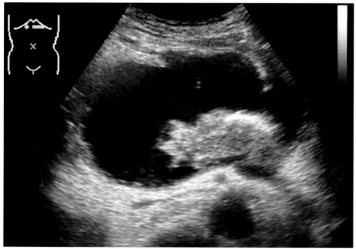

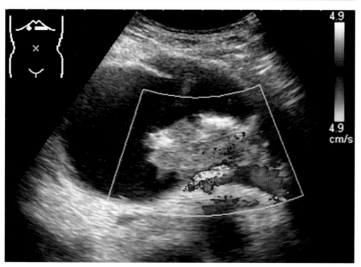

图 1-122　胰腺假性囊肿时胰腺周围可见一无回声病灶，形态不规则，边缘不规整，囊壁厚薄不均，内部可见云雾状回声，包绕胰腺，胰腺回声增高呈慢性胰腺炎改变

（五）鉴别诊断

胰腺真性囊肿较容易诊断，囊肿较小时需与胰周血管断面鉴别，可应用彩色多普勒鉴别。假性囊肿位于胰周，结合典型病史也较容易鉴别，少数病例包裹较好，有囊壁和分隔时需要与肿瘤性病变鉴别，超声造影可用于评价囊壁及囊内的血供情况。

（六）临床价值

胰腺真性囊肿在体检筛查中偶有检出，典型病例超声容易诊断。胰腺假性囊肿常常为继发改变，结合病史，容易做出诊断，仍需要和囊腺瘤等肿瘤鉴别。

四、胰腺癌

（一）病因学

胰腺癌是胰腺最常见的恶性肿瘤，好发于胰头部，约占3/4。病变起源于胰腺外分泌部的腺泡和导管上皮。常见高危因素有吸烟、饮酒、慢性胰腺炎、糖尿病和幽门螺杆菌感染。

（二）病理解剖及病理生理

胰腺癌病理组织学类型主要是导管腺癌，其余包括腺鳞癌、黏液腺癌、腺泡细胞癌、囊腺癌等。在各种高危因素长期作用下，腺泡和导管上皮发生癌变，压迫胰管和胆管出现黄疸。

（三）临床表现

胰腺癌早期症状不明显，往往非特异性症状，如进食后饱胀不适、腹痛和食欲缺乏等胃部症状。随着疾病发展，可出现体重减轻、身目黄染、顽固性的腰背疼痛等，胰体尾癌往往较胰头癌症状不明显。

（四）超声诊断

超声诊断要点：① 胰腺局部肿大，可见肿块回声；② 肿块常见为低回声，形态不规则，边缘不完整，部分包绕侵犯包膜及周围血管组织；③ 肿块处胰管截断，远端胰管扩张，肝内外胆管可见扩张。见图1-123～图1-126。

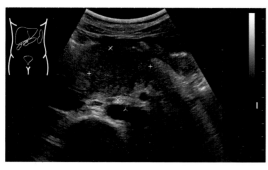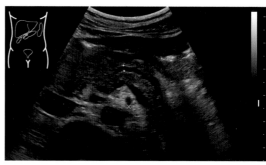

图 1-123 胰头腺癌可见胰头低回声占位，边界尚清晰，边缘完整，内部呈均匀低回声，主
　　　　　胰管受压截断，远端胰管扩张。手术病理证实为胰头腺癌

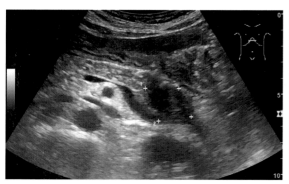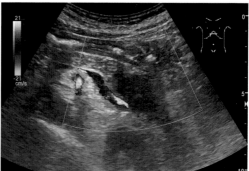

图 1-124 胰尾腺癌可见胰尾低回声占位，形态不规则，边缘不完整，内部回声不均匀，局
　　　　　部脾静脉受压，病灶与脾静脉分界不清

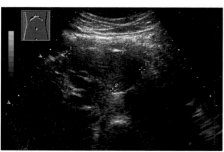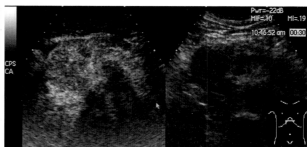

图 1-125 胰体腺泡细胞癌可见胰头体低回声占位，边界清晰，边缘完整，内部回声均匀，
　　　　　超声造影呈等增强，早期消退。手术病理证实为腺泡细胞癌

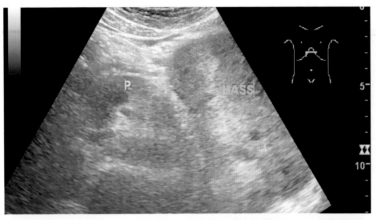

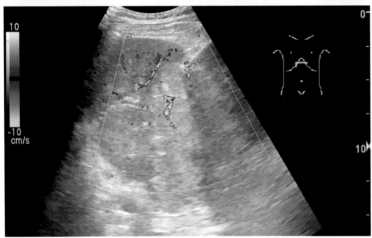

图 1-126　胰尾腺鳞癌可见胰尾低回声占位，边界清晰，边缘完整，内部可见小灶性液性暗区，病灶血供丰富。手术病理证实为腺鳞癌

（五）鉴别诊断

（1）慢性胰腺炎　胰腺癌与慢性胰腺炎较难鉴别，长期胰腺炎病史有助于诊断，病灶处局部主胰管扩张毛糙而非截断显示不清，主胰管全程可显示有助于提示炎症。不少病例仍需要穿刺活检明确诊断。

（2）腹膜后肿瘤　腹膜后来源的病灶侵犯胰腺时往往病灶比较大，侵犯胰体尾多见，CA19-9/CEA，儿茶酚胺代谢产物有助于鉴别。

（六）临床意义

胰腺癌起病隐匿，特别是胰尾癌，占位较小时容易漏诊。胰头占位结合黄疸症状检出率较高，难以与胰腺其他肿瘤性病变鉴别。

五、胰腺囊腺瘤

（一）病因学

胰腺囊腺瘤是起源于导管上皮的囊性肿瘤，可能起源于异位Brunner腺、腺泡细胞或胰管上皮，可分为浆液性囊性瘤（微小囊）和黏液性囊腺瘤（多房性大囊）。

（二）病理解剖及病理生理

（1）浆液性囊腺瘤　良性，可能起源于腺泡细胞，有数量众多的小囊组织，囊内可见结缔组织分割，将囊肿分割为多个小囊肿，内皮为单层扁平上皮，细胞无分泌功能，囊液类似胰液呈浆液性，囊内无乳头结构。

（2）黏液性囊腺瘤　交界性，可能起源于胰腺导管上皮，由单房或多房囊肿组成，囊壁厚薄不均，内皮为高柱状上皮，分泌黏液，内壁可见乳头状结节，有恶变倾向。

（三）临床表现

胰腺囊腺瘤生长缓慢，病史较长，早期症状不典型，病灶较大时可出现上腹胀痛、隐痛不适、上腹部肿块等。

（四）典型病例超声图像特征及诊断要点

（1）浆液性囊腺瘤　边界清晰，内部可见多个小囊回声，呈密集蜂窝状，后方回声增强，有时可因囊肿微小表现出类似实性高回声，高频探头有助于内部微小囊肿显示（见图1-127）。

（2）黏液性囊腺瘤　类圆形包膜完整的单房或多房性囊实性肿块，囊壁厚薄不均，可见乳头状结构（见图1-128）。

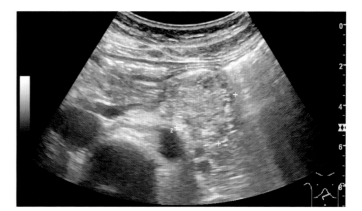

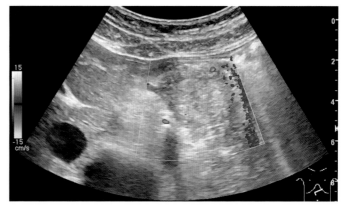

图1-127　胰体浆液性囊腺瘤可见胰体囊实性占位，实性为主，边界尚清，形态不规则，内部回声不均，可见线样高回声及小灶性液性暗区，后方回声增强

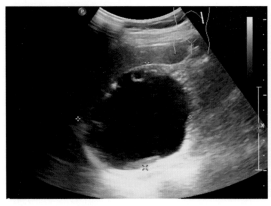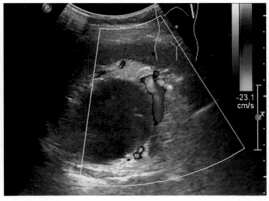

图1-128　胰尾黏液性囊腺瘤可见胰尾无回声为主的囊实性占位，椭圆形，边界清，边缘完整，囊壁厚薄不均，可见分隔和乳头样结构，后方回声增强。病灶推压脾静脉，无侵犯征象

（五）鉴别诊断

（1）胰腺假性囊肿　主要与黏液性囊腺瘤鉴别，囊内的乳头状结构以及病史有助于鉴别。

（2）胰腺假乳头状瘤　主要与浆液性囊腺瘤鉴别，浆液性囊腺瘤往往囊腔较小，表现呈实性，超声造影有助于鉴别。

（六）临床意义

典型黏液性囊腺瘤边界清晰，边缘可见包膜回声，囊壁可见乳头状结构，超声诊断率较高，因病变有恶性倾向，最终仍须手术病理证实。浆液性囊腺瘤通过高频超声显示特征性的多发小囊性结构，可作出诊断。

六、胰腺导管内乳头状黏液瘤（IPMN）

（一）病因学

目前认为胰腺导管内乳头状黏液瘤起源于胰腺导管上皮，呈乳头状生长，累及主胰管及分支胰管，分泌大量黏液导致相邻胰管扩张。

（二）病理解剖及病理生理

胰腺导管内乳头状黏液瘤定义为累及主胰管或分支胰管分泌大量黏液的肿瘤，同时缺乏黏液性囊腺瘤特征性的卵巢样间质。根据病变累及的范围分为主胰管型、分支胰管型和混合型。IPMN具有潜在恶性，累及主胰管的恶变率高。

（三）临床表现

临床症状不典型，大部分表现为上腹疼痛乏力。分支胰管型往往没有症状，累及主胰管合并大量黏液生成可产生类似胰腺炎及黄疸等临床表现。

（四）典型病例超声图像特征及诊断要点

典型病例可见胰管扩张及胰管内乳头状结构，胰管壁完整连续，超声造影乳头状结构可见对比剂增强（见图1-129、图1-130），总体超声检出率低，与黏液性囊腺瘤难以鉴别。

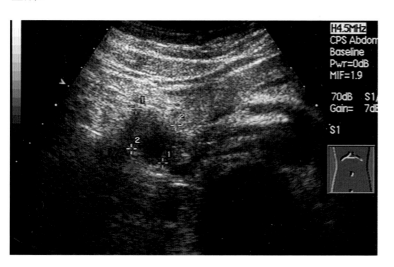

图1-129 胰头导管内乳头状黏液瘤可见胰头囊实性占位，形态不规则，边界尚清晰，病灶内可见液性区域和乳头状结构，远端胰管扩张。超声造影显示向心性低增强。手术病理证实为导管内乳头状黏液瘤

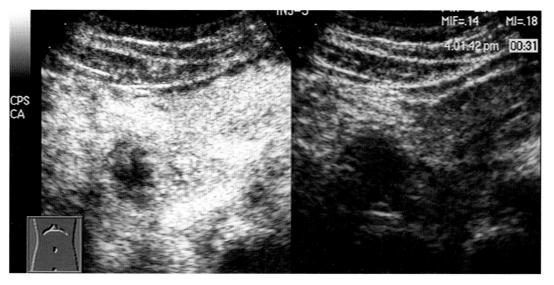

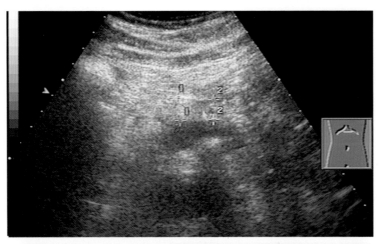

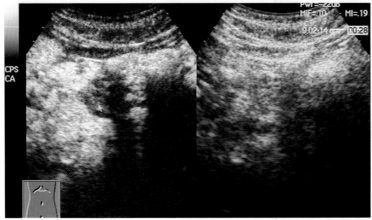

图 1-130　胰体导管内乳头状黏液癌（IPMC）可见胰体实性稍低回声占位，形态不规则，无包膜，内部回声不均。超声造影动脉相低增强。手术证实为慢性胰腺炎合并导管内乳头状黏液癌

（五）鉴别诊断

黏液性囊腺瘤很难鉴别，早期病灶位于扩张胰管内及乳头状结构有助于鉴别。

（六）临床意义

超声诊断IPMN困难，累及主胰管发生黄疸时可提高检出率。影像学主要靠磁共振诊断。

七、胰腺神经内分泌瘤

（一）病因学

胰腺神经内分泌瘤起源于神经内分泌系统多能干细胞，分为有功能性和无功能性两

大类。功能性胰腺内分泌瘤常见有胰岛素瘤（B细胞来源）、胃泌素瘤（D细胞来源）、胰高血糖素瘤（A细胞来源）等。

（二）病理解剖及病理生理

胰腺内分泌细胞散布胰腺组织中，胰体尾部较集中。功能性胰腺神经内分泌瘤具有内分泌功能，可出现不同的内分泌紊乱综合征。

（三）临床表现

无功能性胰腺神经内分泌瘤常常无症状，因上腹部发现肿块或体检发现。功能性胰腺内分泌瘤可出现相应的内分泌紊乱综合征，胰岛素瘤引起反复低血糖，胃泌素瘤引起卓-艾综合征，胰高血糖素瘤引起糖尿病综合征。

（四）典型病例超声图像特征及诊断要点

（1）功能性胰腺神经内分泌瘤 常常呈边界清晰的均匀低回声肿块（见图1-131），超声造影呈高增强（见图1-132），结合相应的内分泌综合征可诊断。

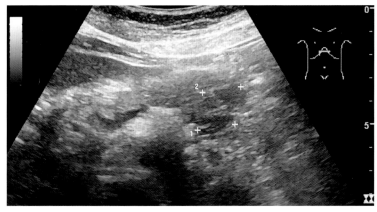

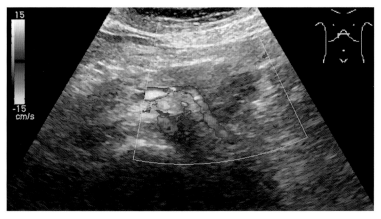

图1-131 胰尾神经内分泌瘤可见胰尾低回声占位，形态不规则，边界清晰，内部回声均匀。手术病理证实为神经内分泌瘤（G1）

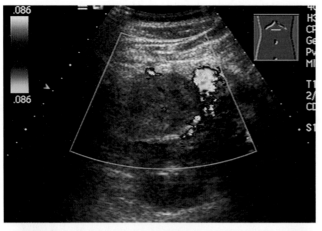

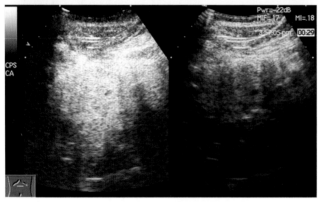

图1-132 胰头神经内分泌瘤超声造影示胰头肿块血供丰富，超声造影呈均匀高增强。手术病理证实为神经内分泌瘤（G2）

（2）无功能性胰腺神经内分泌瘤　常位于胰尾，呈分叶状，内部可见囊性变和钙化（图1-133）。

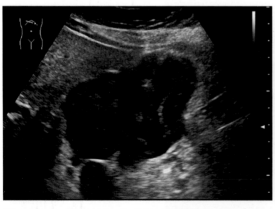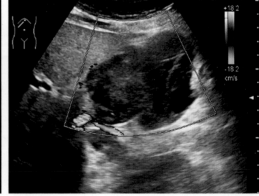

图1-133 胰头神经内分泌癌可见胰头实性为主的囊实性占位，形态不规则，局部突出胰腺外，内部灶性液性暗区，后方回声稍增强。超声引导下穿刺组织学证实为神经内分泌癌（G3）

（五）鉴别诊断

胰腺癌与神经内分泌癌很难鉴别，临床表现有助于鉴别。

（六）临床意义

功能性神经内分泌瘤结合临床症状，超声呈均匀低回声，可作出诊断。浸润性生长的神经内分泌癌，可作出恶性病变诊断，最终需要病理证实。

八、胰腺实性假乳头状瘤

（一）病因学

实性假乳头状瘤是一种少见的低度恶性上皮肿瘤，组织来源可能源于胰腺多潜能干细胞。好发于年轻女性，胰体尾多见。

（二）病理解剖及病理生理

胰腺实性假乳头状瘤为形态一致的瘤细胞形成实性及假乳头状结构（肿瘤退行性变和囊腔形成假乳头）。不同程度表达上皮、间质及内分泌标记。

（三）临床表现

病史较长，生长缓慢，临床表现不典型以局部压迫和肿块症状为主，常表现为上腹部隐痛和肿块。

（四）典型病例超声图像特征及诊断要点

病变表现为胰腺实质内类圆形肿块，边界清晰，包膜光滑，内部可根据囊性和实性的比例分为实性为主型（Ⅰ型，见图1-134）、混合型（Ⅱ型，见图1-135）和囊性为主型（Ⅲ型），边缘可见钙化灶。肿瘤以外生性为主，即使位于胰头往往黄疸症状不明显，推压周围组织，不伴浸润生长。

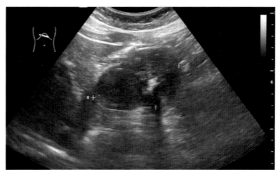
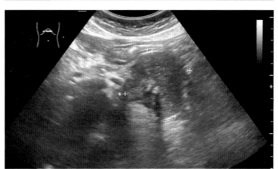

图1-134 胰体实性假乳头状瘤（Ⅰ型）：44岁女性，体检发现胰腺占位。胰体实性低回声肿块，边界清晰，内部可见强回声斑，推压周围组织，无侵犯征象。手术病理证实为实性假乳头状瘤

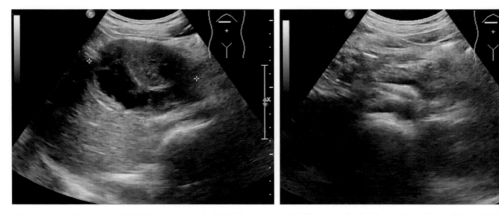

图1-135　胰头实性假乳头状瘤（Ⅱ型）：13岁男性，上腹肿块来诊。胰头囊实性肿块，边界清晰，内部不规则液性暗区，无乳头状结构，远端胰管无扩张。手术病理证实

（五）鉴别诊断

（1）胰腺浆液性囊腺瘤　与Ⅰ型实性假乳头状瘤难鉴别，浆液性囊腺瘤蜂窝状小囊灶及后方回声增强有助于鉴别。

（2）无功能性胰腺内分泌瘤　难鉴别，结合好发年龄和临床症状，必要时穿刺活检。

（六）临床意义

胰腺实性假乳头状瘤好发于年轻女性，超声显示胰腺实性占位伴强回声斑，可作出倾向性诊断，最终需要病理证实。

参考文献

[1] Larson M M. Ultrasound Imaging of the Hepatobiliary System and Pancreas. Vet Clin North Am Small Anim Pract, 2016, 46 (3): 453-480.

[2] Yamashita Y, Shimokawa T, Napoléon B, Fusaroli P, Gincul R, Kudo M, Kitano M. Value of contrast-enhanced harmonic EUS with enhancement pattern for diagnosis of pancreatic cancer: a meta-analysis. Dig Endosc, 2018, doi: 10. 1111/den. 13290.

[3] Wang Y, Yan K, Fan Z, Sun L, Wu W, Yang W. Contrast-Enhanced Ultrasonography of Pancreatic Carcinoma: Correlation with Pathologic Findings. Ultrasound Med Biol, 2016, 42 (4): 891-898.

[4] 郭万学. 超声医学. 第6版. 北京：人民军医出版社, 2011.

[5] 陈敏华. 消化系疾病超声学. 北京：北京出版社, 2003.

[6] 吴孟超, 吴在德. 黄家驷外科学. 第8版. 北京：人民卫生出版社, 2008.

（郭智兴　邹如海　李安华）

第五节 脾脏病变

一、脾脏弥漫性病变

（一）病因学

引起脾大的原因：① 肝硬化、门脉高压、门静脉海绵样变、肝段下腔静脉梗阻（Budd-Chiari syndrome，布-加综合征）、慢性右心衰等导致的淤血性脾大。② 急慢性病毒性肝炎、血吸虫等肝病以及各种细菌或病毒所致感染性疾病、贫血等引起的反应性脾大。③ 淋巴造血组织疾病。④ 代谢性异常如糖原贮积症（glycogen storage disease，GSD）。⑤ 自身免疫性疾病。

（二）病理解剖和病理生理

淤血性脾大最为常见。当门静脉压力增高时，脾静脉压力增高，导致脾淤血、纤维化而肿大，质地坚实，被膜增厚，小梁增粗。大体切面呈暗红色，可见黄褐色含铁结节（即 Gamna-Gandy 小体）。急性感染因脾脏充血、炎性细胞浸润而增大。慢性炎症时，脾脏因长期炎性细胞浸润、纤维组织增生导致脾大。血液病性脾大是由于白细胞或红细胞及其他幼稚细胞的异常增生和浸润、淋巴组织和网状内皮系统弥漫性增生而导致。

（三）临床表现

临床表现多随脾大的程度而加剧，主要表现为左上腹胀痛、食欲缺乏，严重时可扪及左上腹肿块。

（四）典型病例超声图像特征及诊断要点

正常脾在左侧肋缘下不能探及，脾前缘不超过腋前线。脾厚度>4cm或者长度>10cm时应考虑脾大可能（见图1-136）。脾回声改变与病因相关。感染性脾大以脾轻度大多见，回声均匀；淤血性脾大可见脾静脉增宽、扩张。

（五）鉴别诊断

根据脾大的一些声像图特征，可以对病因有一定的提示意义：白血病、淋巴瘤脾脏弥漫性浸润时常见脾脏明显大，实质回声减低，分布均匀；而肝硬化、血吸虫病等也有一些特征性的声像图改变，如脾内点状强回声，满天星样结构。

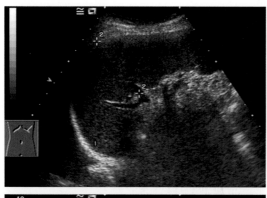
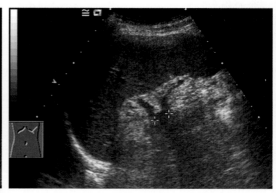
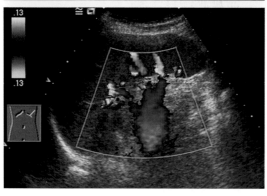

图 1-136　脾大（肝硬化）时脾脏形态
　　　　　饱满，体积增大明显，厚度
　　　　　为 5.2cm，脾静脉扩张增宽

（六）临床价值

　　超声可以对脾大程度进行检测。但弥漫性脾大的病因缺乏相应特异性声像图改变，鉴别诊断有一定的困难。

二、脾脏良性占位性病变

（一）脾血管瘤

1.病因学

脾血管瘤多为海绵状血管瘤，是脾最常见的良性肿瘤。

2.病理解剖和病理生理

脾血管瘤多呈结节型，大小不一，无包膜，切面暗红色。脾弥漫型血管瘤时脾大呈海绵样甚至囊性表现。

3.临床表现

临床上多无症状。

4.典型病例超声图像特征及诊断要点

脾血管瘤分为结节型和弥漫型两种。结节型血管瘤声像图特征与肝血管瘤相似，可为单个或多个结节、边界清晰、边缘不规则的回声增强区，偶可见周围血管进入病灶的边缘裂隙样改变，瘤体回声均一（见图1-137）。弥漫型血管瘤容易和其他病变混淆，脾呈不同程度大及外形改变，脾内多发结节，边界不清晰。CDFI显示肿物周边有绕行的动脉和门脉样血流，内部无血流（见图1-137）。超声造影呈动脉相均匀或不均匀增强，静脉相消退，这与肝血管瘤的造影模式不一致（见图1-137）。

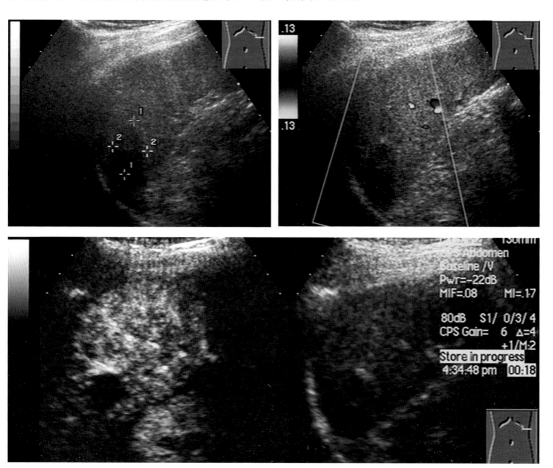

图1-137　脾血管瘤时脾脏形态大小正常，回声不均匀，实质内见低回声灶，边界不清，周边回声稍增强。彩超无明显血流信号。超声造影显示动脉相周边环状增强，静脉相对比剂无消退

5.鉴别诊断

强回声或低回声血管瘤需要与陈旧性血肿、未液化的脓肿、恶性淋巴瘤相鉴别。多

发病灶需要与转移瘤鉴别。

6.临床价值

超声能良好地显示脾脏血管瘤，大多数能获得诊断。

（二）脾血肿

1.病因学

根据病因可分为以下三类。

（1）外伤性脾破裂　临床上多有外伤史。

（2）自发性脾破裂　因白血病、淋巴瘤及其他脾脏肿瘤导致脾被膜张力增加，可在有或无外力作用下发生破裂。

（3）医源性脾破裂　为手术损伤所致。

2.病理解剖和病理生理

脾脏是最容易受损的腹腔实质性脏器。大多数为包膜和实质同时破裂。少数腹部钝挫伤时包膜未破而实质破裂，逐渐进展出现包膜破裂内出血称为延迟性破裂。病理性脾大的脾脏质地脆，可发生自发性破裂。

3.临床表现

临床分型如下。

（1）中央破裂　为脾实质破裂。可在脾实质内形成血肿，脾短期内迅速增大，临床上可无明显症状。

（2）包膜下破裂　脾包膜下实质出血，形成张力性血肿。可逐渐因包膜破裂，发生腹腔急性大出血，休克表现。

（3）真性破裂　脾实质和包膜同时破裂，发生腹腔内大出血，休克表现。

4.典型病例超声图像特征及诊断要点

（1）中央破裂　脾脏体积增大，局部回声紊乱，可出现不规则回声增强或减低区、无回声区。

（2）包膜下破裂　脾脏增大，形态失常，脾外周见不规则的低回声或无回声区，包膜明显隆起，病灶后方回声增强。

（3）真性破裂　脾包膜连续性中断，局部回声模糊，可见不规则无回声暗区。脾形态失常，实质回声紊乱，脾周及腹腔内可见无回声暗区（见图1-138）。

患者因车祸外伤后，超声发现脾脏形态、大小在正常范围内，脾实质内见带状低回声，由脾门向脾脏后方延伸，形态不规整（见图1-138），脾周可见低回声区。超声造影脾实质内带状低回声及脾周低回声区无增强（见图1-138）。临床考虑脾血肿。

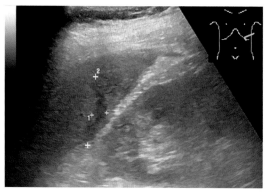

图 1-138 脾血肿（该图由中山大学附属第六医院超声科刘广健教授及陈瑶医师提供）

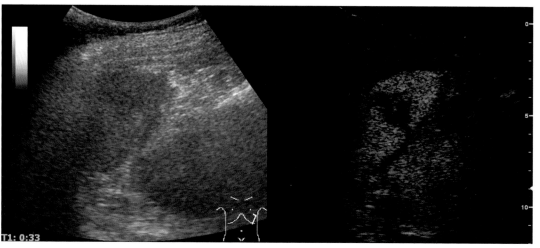

5.鉴别诊断

脾破裂出血形成的脾内血肿、包膜下血肿、假性囊肿等，声像图表现为液性无回声暗区，具有特征性。需与脾脏其他液性病变如脾囊肿、脾包虫囊肿、脾脓肿等鉴别。脾血肿均有外伤史，短期内复查可有液性暗区缩小或消失。

6.临床价值

超声可迅速显示腹腔、盆腔有无积液，如发现脾脏形态改变、实质撕裂、脾内血肿、被膜下血肿及脾周积液等，能准确诊断，并判断性质、程度和范围。

三、脾脏恶性肿瘤

（一）脾转移瘤

1.病因学

来源于其他脏器恶性肿瘤血行转移，或胰尾、胃底及腹膜后恶性肿瘤的直接侵犯。

脾转移瘤一般为恶性肿瘤晚期，以血行转移为主。

2.病理解剖和病理生理

原发病灶肿瘤细胞在脾脏定位、生长，具有原发肿瘤的病理特征。

3.临床表现

一般无特殊症状，脾大时可有左上腹隐痛、不适，左肋下可扪及增大的脾脏。

4.典型病例超声图像特征及诊断要点

声像图特征多变，可与原发肿瘤回声特征类似，与原发肿瘤的病理结构相关，具有原发病灶的特征。彩超检查在病变周边或内部可探及血流信号，一般少血供（见图1-139）。

脾脏形态失常，体积增大，脾实质见1个类圆形等回声肿物，大小约9.2cm×7.3cm，边界不清楚，内部回声不均，无明显包膜（见图1-139）。彩超见肿物内有丰富血流信号（见图1-139）。超声造影显示，肿物与周围脾组织同步不均匀强化，中间见不规则未强化区域，肿物增强程度低于周围脾组织，并于静脉相逐渐消退（见图1-139）。术后病理为神经内分泌癌。

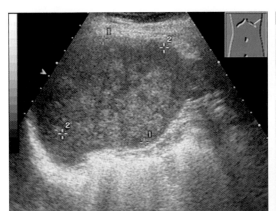
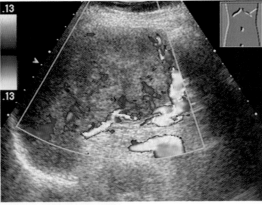
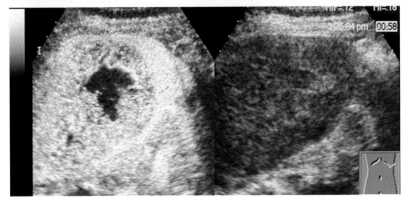

图1-139 脾转移瘤

5.鉴别诊断

转移瘤有原发肿瘤病史，需与脾血管瘤、淋巴瘤相鉴别。

6.临床价值

超声为发现脾转移瘤的首选检查方法，是及时发现脾转移瘤的有效措施。

（二）淋巴瘤

1.病因学

大多为全身性淋巴瘤在脾脏的一种表现，原发脾脏的恶性淋巴瘤少见。

2.病理解剖和病理生理

大体病理上可根据病变大小分为：① 脾脏单纯弥漫性肿大；② 粟粒状结节型，病灶1～5mm；③ 多发肿块型，病灶2～10cm；④ 巨块型，病灶大于10cm。

3.临床表现

为发热、乏力、消瘦，大多伴有颈部、腋窝、腹腔、腹膜后无痛性淋巴结肿大。脾大明显时，可有左上腹胀痛。

4.典型病例超声图像特征及诊断要点

脾脏弥漫性大，实质回声减低。淋巴瘤脾脏局灶性浸润时，可见单个或多个低回声区，界限清晰。疾病进展，病灶可弥漫分布或融合成团（见图1-140）。CDFI血流增多。

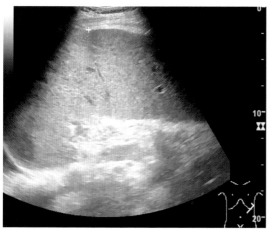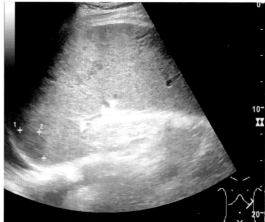

图1-140 脾淋巴瘤可见脾脏弥漫性肿大，厚度8.4cm，实质回声不均匀，可见多个不规则的低至等回声灶，边界清晰。病理为弥漫大B细胞淋巴瘤

5.鉴别诊断

脾脏原发性及继发性淋巴瘤在声像图上无显著性差别，原发性淋巴瘤多局限于脾脏，与继发性病变的广泛淋巴结肿大区别。

6.临床价值

超声对脾脏大小、回声变化、淋巴结变化等随诊观察，为临床治疗疗效评价提供简便的方法。

参考文献

[1] Yu X, Yu J, Liang P, Liu F. Real-time contrast-enhanced ultrasound in diagnosing of focal spleen lesions. Eur J Radiol, 2012, 81 (3): 430-436.

[2] 郭万学. 超声医学. 第6版. 北京: 人民军医出版社, 2011.

[3] 陈敏华. 消化系疾病超声学. 北京: 北京出版社, 2003.

（邹如海　李安华）

第二章 泌尿系统疾病

第一节 肾、输尿管疾病

一、先天性肾缺如

1.病因学

出生婴儿中单侧肾脏缺如发生率约千分之一，同时伴有同侧输尿管、输尿管开口及膀胱三角区的缺如，多数病例因单侧肾脏的缺如而对侧肾脏代偿性增大，肾脏体积较正常标准大20%左右。双肾缺如发生罕见，常在胎儿期因持续性羊水重度过少发现，出生不能存活或胎儿期死亡。肾脏由原始后肾从盆腔逐渐发育分化，同时由盆腔逐渐上升至双侧腰背部。在肾脏分化的过程中任何严重因素都可能导致单侧或双侧的肾脏发育分化过程异常，导致肾脏不发育或发育不全等，也可能导致肾脏不能上升至正常位置而出现异位肾脏。见图2-1。

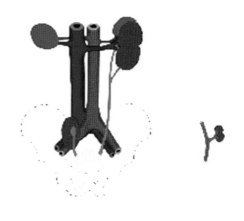

图2-1　肾脏发育模式

2.病理解剖和病理生理

肾脏缺如病理上可能为患侧肾脏完全未分化发育，或多囊性肾发育不良萎缩至影像检查不能显示，或肾脏发育不全，体积较小，仅少数残存肾盏及肾乳头，显微病理可能不能发现肾脏组织或残存分化不良的肾脏组织，缺乏典型肾单位，仅见肾间质和发育不良肾单位。同侧肾上腺组织平卧填充原本肾脏占据的解剖位置。单侧肾缺如患者健侧肾脏会代偿性肥大维持身体功能而不出现临床症状，常因影像学检查而发现。双侧肾脏缺如常在胎儿期因重度羊水过少发现，持续性膀胱未显示，双侧肾脏未显示，肾上腺呈

"平卧征",多因羊水过少导致胎肺发育
不全而早期死亡。

3.临床表现

无特殊。

4.典型病例超声图像特征及诊断要点

超声诊断:肾区扫查未发现肾脏,
对侧肾脏代偿性稍增大,盆腔髂窝扫查
未发现异位的肾脏,详细询问病史,排
除手术切除、肾脏病变导致萎缩等原
因,可考虑单侧肾脏缺如的可能,产前
发现胎儿单侧肾脏未显示,肾上腺呈

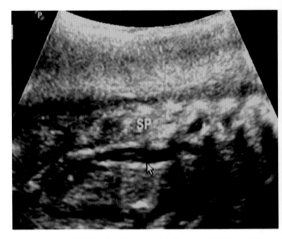

图2-2 产前超声发现双侧肾脏未显示,肾上腺呈"平卧征"(SP为脊柱)

"平卧征"(见图2-2),盆腔髂窝扫查未发现确切肾脏组织回声,需考虑肾脏缺如可能,
也可能肾发育不全产前超声不能显示发现,需产后再评估,必要时需要肾脏的核素显像
确诊。

5.鉴别诊断

(1)肾发育不全 一侧肾体积明显缩小,肾皮质和髓质可以分出或无法分出,另一
侧肾脏代偿性增大。

(2)慢性肾萎缩 影像不能显示,有明确的长期的肾功能异常病史,多为双侧肾脏
体积同时缩小。

6.临床价值

目前较多病例可由产前超声发现,偶有患者体检时发现而无临床症状,需要核素显
像进一步明确。单侧肾脏缺如胎儿大多预后良好,成人亦不需特殊处理干预。双侧缺如
胎儿不能存活,属于致死性畸形。

二、重复肾与重复输尿管

(一)病因学

重复肾及重复输尿管均为集合系统重复,属于泌尿系统最常见先天性畸形,原始后
肾分化为肾实质,输尿管芽分化为集合系统,部分重复畸形是输尿管芽与后肾胚基相连
前分支所致;若中肾管分离出两个输尿管芽则形成完全性重复畸形;重复输尿管可于膀
胱外或膀胱内汇合。在不完全重复畸形中最轻微的是分叉肾盂,即只有肾盂重复,重复

肾盂在肾盂输尿管结合部汇合。完全性重复畸形，下半部分输尿管常于膀胱三角区汇入膀胱，上部分输尿管异位汇入膀胱，形成输尿管囊肿或狭窄，部分甚至开口于膀胱外的尿道段。可并发膀胱输尿管反流或肾盂输尿管梗阻。

（二）病理解剖和病理生理

集合系统重复分为完全性和不完全性重复，完全性重复表现为上下两套独立的肾盂及输尿管，往往上盏集合系统分离积水并同侧巨输尿管和输尿管囊肿，下部分肾盏没有积水。积水的肾盏可因为膀胱输尿管反流导致反复的尿路感染，严重者需要手术切除积水的肾盏及输尿管。不完全性重复常不伴有积水，偶尔因为行静脉肾盂显影时发现。没有特别临床症状而无需处理。

（三）临床表现

完全性重复畸形常合并肾盏积水，积水严重程度不一，合并反复尿路感染时需要外科干预，不完全性重复畸形不伴有临床表现时可进行定期影像学随访。

（四）典型病例超声图像特征及诊断要点

超声诊断：肾脏集合系统被肾实质分隔为各自独立的两部分，查见两个肾盂。上盏肾盂积水多见，偶有下盏集合系统积水，与积水相连的输尿管迂曲扩张走行，汇入膀胱形成输尿管囊肿，动态观察常可观察到输尿管蠕动波，输尿管囊肿随输尿管蠕动发生大小变化。积水的肾盏严重程度不一，可能肾大小盏均扩张，实质受压变薄，也可能轻微分离，实质未受影响（见图2-3～图2-7）。上下两套集合系统所占比例不确定。不完全性重复畸形不伴有积水时超声诊断存在困难，重复输尿管不伴有输尿管囊肿或巨输尿

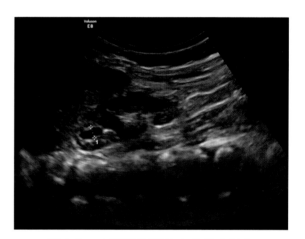

图2-3　右肾重复肾并上盏轻度积水

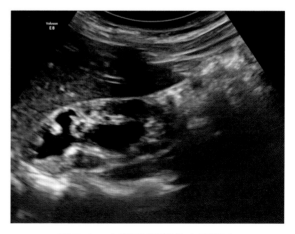

图2-4　右肾重复肾并中度积水

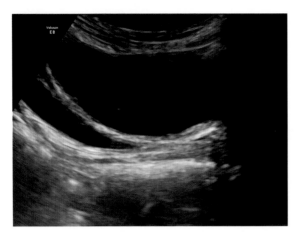

图2-5　和图2-4为同一患者，右侧重复输尿管
异位开口于尿道

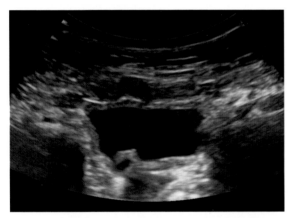

图2-6　和图2-3为同一患者，右侧重复输尿管
囊肿

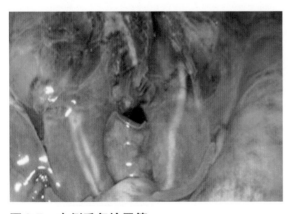

图2-7　右侧重复输尿管

管时超声常不能诊断。反复尿路感染时需要注意积水的透声及是否有絮状回声，排除积脓的可能。

（五）鉴别诊断

（1）肾盂输尿管梗阻肾积水　患侧肾盂扩张，程度不一，与扩张的输尿管相连。

（2）肾盏憩室　肾盂单发球形囊状扩张，与输尿管不相连。

（六）临床价值

对完全性重复肾并积水患者可评估积水部分占肾脏的比例，同时对肾脏积水程度评估；对扩张的重复输尿管进行观察，了解有无合并输尿管囊肿及异位输尿管开口，对反复尿路感染的重复肾观察有无肾脏积脓等。

三、融合肾

（一）病因学

肾脏在发育的过程中由盆腔髂窝上升至双侧腰部的过程受到影响可导致一系列肾脏畸形，如异位肾、交叉异位肾、马蹄肾、圆盘肾、肾旋转不良等畸形。马蹄肾及圆盘肾属于双肾下极融合，融合于脊柱前方，双肾仅下极小部分肾实质融合，肾脏大部分形态轮廓存在，称之为"马蹄肾"（见图2-8）。融合肾实质较多，双肾轮廓消失，形成类圆盘状形态时成为"圆盘肾"。肾脏纵轴与躯干纵轴不一致，导致肾盂输尿管不同程度成角，导致梗阻积水，称为肾旋转不良。

（二）病理解剖和病理生理

异位肾脏常伴有不同程度肾脏发育不良和旋转不良，偶有肾脏积水，输尿管短于正常侧，这也是和肾脏下垂鉴别的关键。异位融合肾和马蹄融合肾输尿管膀胱开口和膀胱三角区解剖关系一般正常。马蹄肾常有不同程度肾盂输尿管结合部梗阻，文献报道马蹄肾的肾肿瘤发生率高于正常。所有原因所致的肾旋转不良均可导致不同程度肾脏积水。

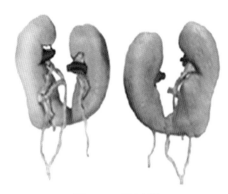

图2-8　马蹄肾

（三）临床表现

伴有肾脏积水患者容易出现尿路感染，大多数患者无任何临床症状，仅影像有典型表现。

（四）典型病例超声图像特征及诊断要点

超声诊断：异位肾多位于同侧盆腔髂窝处，同侧肾区肾脏未显示，同侧髂窝查见正常或发育不良的肾脏（见图2-9、图2-10），肾血管来源为髂总动脉或髂内动脉分支。交叉异位肾见于同侧肾脏未显示，对侧肾脏下方查见肾脏不同程度融合，肾脏不同程度发育不良。马蹄肾扫查时双肾下极常不能清晰显示轮廓，双肾下极向内下方向汇聚融合于脊柱前方，肾下缘平面腹主动脉横断面扫查发现脊柱前方双肾部分实质融合，与双肾下极连续，其内血流灌注同肾血流灌注。圆盘肾不能在肾区扫查到肾脏组织回声，位于肾区下缘平面的脊柱前方或盆腔扫查见类圆盘状结构肾脏，可见肾脏的皮髓质，血流灌注同肾内血流分布。

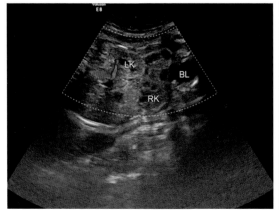

图2-9　产前超声发现右肾异位至盆腔

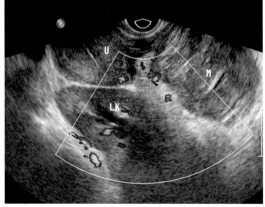

图2-10　腔内超声显示左侧盆腔异位肾

（五）鉴别诊断

需与肾脏肿瘤鉴别，表现为肾脏增大，形态失常，肾内肿物回声。

（六）临床价值

超声可以发现及鉴别各种类型肾脏的融合异常，评估肾脏发育情况和肾脏旋转不良的情况。最终诊断还是依据X线肾盂造影。

四、单纯性肾囊肿

（一）病因学

单纯性囊肿是肾脏最常见的囊性病变。囊肿可发生在肾皮质也可是肾髓质，多见于随年龄增长的获得性病变，目前发病机制尚不十分清楚，目前认为肾小管阻塞及血管损害是单纯性囊肿的形成原因。

（二）病理解剖和病理生理

单纯性囊肿，内衬薄层立方上皮，内含清亮淡黄色液体。

（三）临床表现

较小单纯性囊肿患者常无临床表现，为体检时影像学检查偶然发现，多发较大囊肿常引发腰部胀痛不适。

（四）典型病例超声图像特征及诊断要点

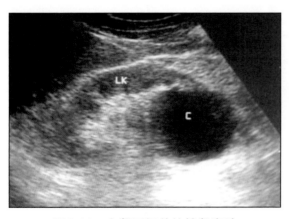

图2-11　左肾下极单纯性肾囊肿

超声诊断：肾脏实质内呈圆形或类圆形、边界清楚的无回声，与正常肾实质形成清晰边界，后方回声增强伴侧方声影（见图2-11）。

（五）鉴别诊断

（1）复杂性肾囊肿　囊肿内出现纤细的分隔结构。

（2）囊性肾癌　囊性回声内壁厚薄不均，可以出现乳头样结构。

（六）临床价值

超声可以发现肾脏囊肿，观察囊肿大小变化，评估囊肿分类情况，较大囊肿可以在超声引导下介入治疗。

五、多囊肾

（一）常染色体显性遗传性多囊肾

1.病因学

常染色体显性遗传性多囊肾（autosomal dominant polycystic kidney disease，ADPKD）是最常见的单基因遗传性病之一，发病率为1/400～1/1000。80%～85%的ADPKD患者携带基因PKD1，多数在30～50岁发病，2%～5% ADPKD患者在产前或新生儿期会表现出临床症状。

2.病理解剖和病理生理

主要表现为双肾皮质和髓质众多大小不等的囊肿形成，并进行性增大伴肾功能进行性下降，最终导致终末期肾病，伴有肾外表现，主要是肝脏多发囊肿及多囊肝表现，颅内血管瘤，高血压等。

3.临床表现

患者常伴有慢性腰部肾区胀痛，多源于肾脏囊肿的增多增大导致，高血压和肾功能不全为伴随表现。ADPKD导致终末期肾病（ESRD）的中位数年龄是56岁。

4.典型病例超声图像特征及诊断要点

双肾弥漫性增大，皮髓质界限不清，实质内弥漫分布大小不等的囊肿，囊肿互不相通，部分囊肿伴有囊壁钙化。肾脏正常结构消失（见图2-12～图2-16）。诊断要点：① 可追溯的家族史；② 双肾弥漫性多发囊肿；③ 伴有肝脏多发囊肿。

5.鉴别诊断

需与多发肾囊肿鉴别。

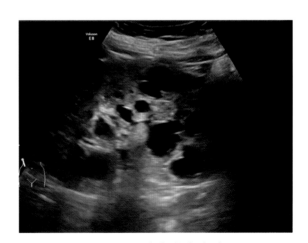

图2-12 右肾多发囊肿

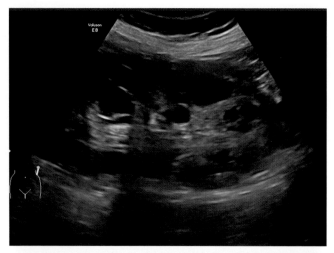

图2-13　左肾多发囊肿

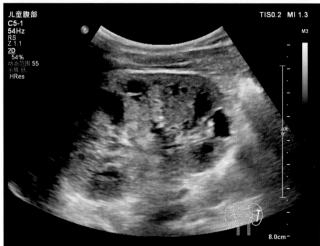

图2-14　6岁男性患儿，左肾多
　　　　发囊肿，基因检测确认
　　　　ADPKD，基因突变所致

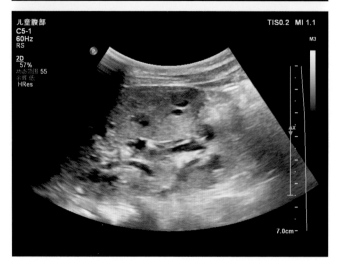

图2-15　6岁男性患儿，右肾多
　　　　发囊肿，基因检测确认
　　　　ADPKD，基因突变所致

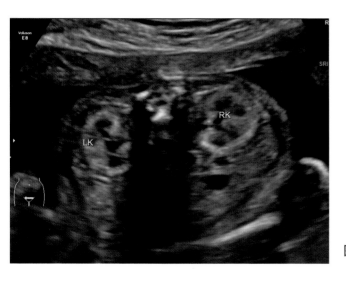

图2-16　胎儿双肾实质回声增强

6.临床价值

超声可以发现提示做出诊断并进一步评估肾脏大小、囊肿大小，指导患者的随访治疗，对较大囊肿可以超声介入治疗减压。

（二）多囊性肾发育不良

1.病因学

多囊性肾发育不良为非遗传性发育异常，其特点为受累肾脏出现多发囊肿及功能性肾实质缺乏，目前多认为是肾脏发育过程中后肾基质与输尿管芽融合不匹配，导致梗阻性发育异常。活产儿中MCDK的总发病率为3/10～1/1000，一半以上的病例是在产前发现的。

2.病理解剖和病理生理

囊肿来源于肾间质囊性增生，肾单位幼稚发育和不发育，可累及双侧肾脏，但多数情况下只累及单侧，也可肾脏部分节段性发生。如果对侧肾脏正常，其通常在宫内时开始发生代偿性肥大，导致肾脏比平均长度大两个标准差以上。如果对侧肾脏不出现代偿性肥大，表明其存在异常。对侧泌尿道可能伴有很多其他缺陷，包括旋转性或位置性异常、发育不全、部分区域发育不良，膀胱输尿管反流（vesicoureteral reflux，VUR）、输尿管囊肿、肾盂输尿管连接梗阻或生殖器畸形。VUR是最常见的肾脏异常，在受累患者对侧肾中的发生率高达25%。也可能存在肾外畸形（例如心脏缺陷、食管或肠道闭锁、脊髓脊膜膨出）。在男孩中的发病率高于女孩。大多数情况下，重复超声检查可显示多囊性肾发育不良发生退化。通常在出生后2～3年内退化速率最快。

3.临床表现

多囊性肾发育不良多在产前超声发现诊断，最早可于16周左右即可诊断，双侧受累，羊水过少，胎儿肺发育不良，出生后不能存活。单侧发病患儿，排除其他系统畸形及染色体异常后，预后良好。出生后超声随访发现，多囊性肾发育不良肾脏进行性退化萎缩，最终超声不能显示，对侧肾脏代偿性增大。部分患儿有反复尿路感染发生，可能与膀胱输尿管反流有关，大多数无临床表现。

4.典型病例超声图像特征及诊断要点

超声诊断：产前超声发现单侧或双侧肾脏体积增大，皮髓质界限不清，实质内弥漫分布大小不等的囊肿，囊肿互不相通，单侧发病不伴有羊水减少，双侧发病羊水过少，出生后超声检查，正常肾脏轮廓消失，皮髓质界限不清，实质回声增强，高频探头显示实质内弥漫分布大小不等囊肿。同侧输尿管囊性扩张呈巨输尿管，开口至膀胱则形成输尿管囊肿，部分开口异位，开口至尿道段。常伴有对侧肾脏代偿性稍增大，或伴有轻微的集合系统分离。

超声诊断要点：① 产前超声发现，多单侧，双侧羊水过少，出生后不能存活；② 肾脏体积常增大，形态失常，皮髓质界限不清，实质内多发大小不等的囊肿，囊肿多位于肾实质周缘，中心可见肾实质的"肾岛"；③ 肾脏实质内血流灌注差，肾门形态缺失，同侧输尿管囊性扩张。超声随访患侧肾脏逐渐萎缩直至超声完全不能显示，对侧肾脏代偿性稍增大。

见图2-17～图2-22。

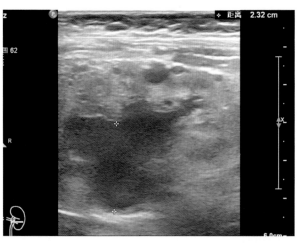

图2-17　3月龄婴儿高频超声显示左侧多囊性肾发育不良伴肾积水

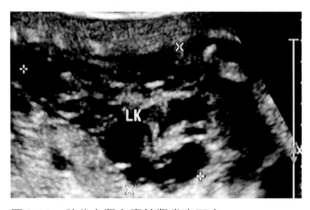

图2-18　胎儿左肾多囊性肾发育不良

5.鉴别诊断

需与多发肾囊肿、常染色显性遗传性多囊肾鉴别。

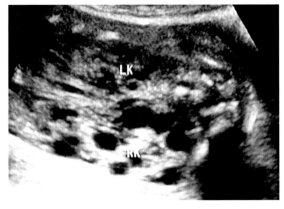

图2-19 胎儿右肾多囊性肾发育不良

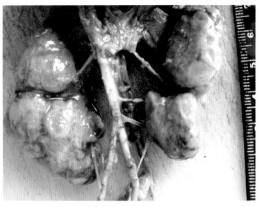

图2-20 双肾多囊性肾发育不良解剖病理

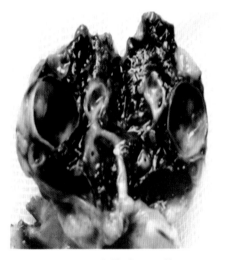

图2-21 大体病理照片示
多囊性肾发育不良

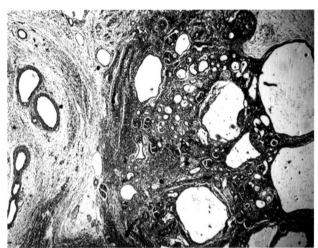

图2-22 多囊性肾发育不良显微病理
（HE染色，放大40倍）

6.临床价值

大部分病例产前超声即可诊断。单侧发病排除其他系统畸形，出生后预后良好，超声随访可观察患肾逐渐萎缩，伴有临床症状者少见，部分伴有不同程度尿路感染或高血压。双侧发病患儿出生后不能存活，多产前终止妊娠。

（三）常染色体隐性遗传性多囊肾

1.病因学

常染色体隐性遗传性多囊肾（Autosomal recessive polycystic kidney disease，ARPKD）

是婴幼儿和儿童的一种以肾脏集合管和肝内胆管囊性扩张变、肾间质和肝门脉区纤维化为特征的常见的遗传性疾病。1902年ARPKD首次以形态学上认识为囊性疾病并且在1947年组织学上被描述。1964年Osathanondh和Potter 首次在文献上将ARPKD进行分类。通过遗传连锁分析得知，该病的病基因位于6号染色体上（6P21.1～12），又叫做多囊肾/多囊肝病变1基因（polycystic kidney and hepatic diseasel 1，PKHD1）。

据文献报道其发病率在新生儿中占1/（6000～55000），多中心研究显示，估计发病率在1/20000，每70个成人中可能就有一个带有ARPKD的突变等位基因。

2.病理解剖和病理生理

病理特征表现为肾脏不同程度弥漫性增大，肾脏集合管扩张及不同程度的肝脏纤维化，主要是肝内胆管的囊性扩张。受累婴儿常在出生时就有肾功能不全并在出生后一段时间死亡，更有甚者，在胎儿期表现为羊水过少，同时肺发育不良，出生时即死亡。较大儿童肝脏病变通常比肾脏病变更为突出，称为反向平行关系。

3.临床表现

ARPKD多在产前通过超声确诊，产前超声显示双侧弥漫性增大回声增强的肾脏，高频超声可以显示皮质、髓质及周边环形回声区的微小囊肿，严重者产前羊水过少，部分羊水量可正常。较大患儿肝脏出现类似肝纤维化的超声表现。根据肾脏及肝脏病变的程度，临床可分为四种亚型：胎儿型、新生儿型、婴儿型及青少年型。

手术和病理：双肾实质弥漫多发囊肿，显微病理显示肾脏集合管不同程度囊性扩张，肝脏内胆管不同程度囊性扩张。

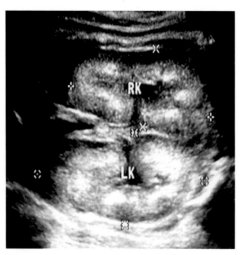

图2-23 胎儿腹内明显增大的肾脏，肾脏实质回声弥漫性增强

4.典型病例超声图像特征及诊断要点

双侧肾脏对称性、均匀性增大，可随孕周及胎龄逐渐进展增大，体积可达正常同孕周及胎龄的肾脏体积的3～10倍，双肾实质回声弥漫性增强，显微病理显示，本病肾脏囊肿极小，普通凸阵探头频率不能分辨这些囊肿，但由于有大量囊肿的重复界面反射，使得肾脏回声明显增强，使用高分辨率高频探头（如7～10MHz）则可将这些小囊肿显示出来，表现为肾实质内均匀分布的大小为1～2mm的大量小囊肿。肾脏病变严重胎儿晚期出现羊水过少，病变较轻胎儿羊水量可正常，病变较轻胎儿可伴有肝脏类似纤维化的超声改变。

见图2-23～图2-27。

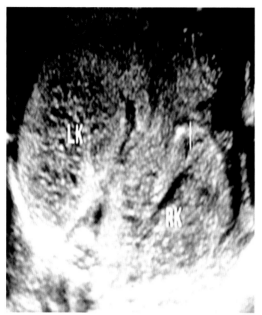

图2-24　横断面显示肾脏皮髓质不清，
　　　　实质内弥漫性微小囊肿

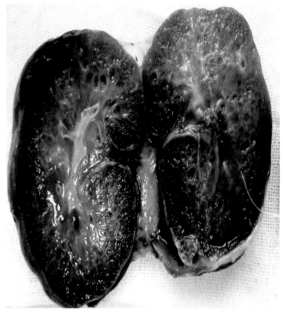

图2-25　大体病理照片示皮髓质界限不清，
　　　　实质内弥漫分布的微小囊肿

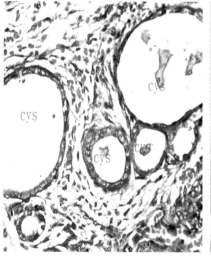

图2-26　显微病理照片示不同程度
　　　　的肾脏集合管囊性扩张

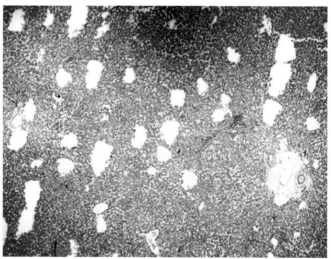

图2-27　显微病理照片示肝脏内
　　　　弥漫性多发胆管扩张

5. 鉴别诊断

需与和肾脏相关的遗传相关综合征鉴别。

6.临床价值

产前超声怀疑的可做基因检测，夫妻双方均需基因检测验证。目前文献报道预后差异较大。产前超声即确诊者预后较差，羊水过少是预后差的特异指标。

六、肾实质损害

（一）病因学

主要见于肾小球疾病引起的肾实质的损害，如原发性肾小球疾病、系统性疾病所致的肾小球肾炎以及其他原因引起的肾小球疾病。

（二）病理解剖和病理生理

病理按肾小球病变的性质（渗出、增殖、毛细血管变性、坏死、纤维化等）和病变的范围（弥漫、局限、节段）以及病变在肾小球内的部位（系膜、毛细血管壁、肾小球囊），分为不同类型。

（三）临床表现

常以蛋白尿、血尿、水肿、高血压及肾功能异常就诊。

（四）典型病例超声图像特征及诊断要点

早期肾实质损害声像图所见肾大多无明显异常改变。病情加重，如急性肾小球肾炎、急性肾病综合征等，肾轮廓增大，以肾宽径和厚径增大为主。病史延长，肾体积可逐渐缩小。实质回声增强为主要表现，肾实质回声逐渐增高，皮髓质分界不清，肾窦回声减弱，血流灌注减少。见图2-28～图2-30。

（五）鉴别诊断

与多囊肾鉴别：超声波检查可发现肾体积增大、皮髓质结构不清、实质回声增强、多发囊肿、肾盂肾盏常显著变形，另有囊肿壁较厚或不同程度的钙化和梗阻。

（六）临床价值

彩色多普勒超声实时显示肾脏的

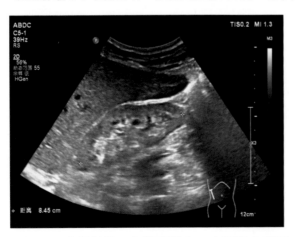

图2-28 右肾长轴：右肾稍增大，实质回声增强

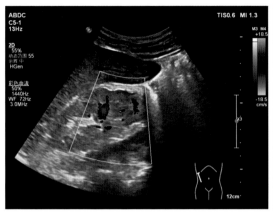

图2-29 右肾长轴：右肾皮髓质分界
不清，CDFI示右肾血流灌注欠佳

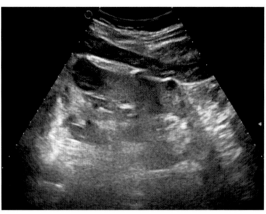

图2-30 左肾长轴：左肾轮廓
模糊，皮髓质分界不清

外形、大小、皮质回声、肾内的血供情况，可以通过检测肾脏实质回声强度值来提高诊断，超声检查操作简便、无辐射、无肝肾毒性。

七、慢性肾衰竭

（一）病因学

慢性肾衰竭的病因以各种原发性及继发性肾小球肾炎占首位，发生在各种肾病的基础上，缓慢出现肾功能减退乃至衰竭。原发性肾小球肾炎是主要原因，并且以IgA肾病最为常见。

（二）病理解剖和病理生理

根据最新的肾脏纤维化病理分期，慢性肾衰竭的肾脏几乎形成瘢痕，90%以上肾单位功能丧失，此期只能通过治疗缓解并发症来最大程度延长透析间隔时间或摆脱透析。

（三）临床表现

消化系统症状是最早、最常见的症状，如厌食、恶心、呕吐、腹胀等。贫血是尿毒症患者必有的症状。心血管系统异常是肾衰最常见的死因。随着病程进展，还可能会出现呼吸系统症状、皮肤症状及内分泌功能失调等并发症，甚至并发严重感染。

（四）典型病例超声图像特征及诊断要点

二维声像图不具特征性变化，可以出现双肾体积缩小，肾皮质变薄，皮髓质分界不清，肾实质内血流信号减少，肾动脉流速降低，RI升高（见图2-31、图2-32）。

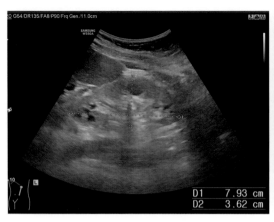

图2-31　左肾长轴：左肾缩小，轮廓模糊，实质回声增强，皮髓质分界模糊

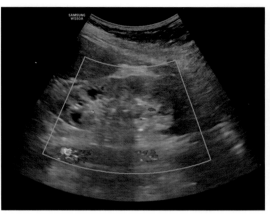

图2-32　左肾长轴：左肾血流灌注差

（五）鉴别诊断

（1）急性肾衰竭　超声检查双肾多弥漫性肿大，肾皮质回声增强，部分可见集合系统分离。主要鉴别诊断依靠实验室检查及病史。

（2）多囊肾　超声波检查可发现肾体积增大、皮髓质结构不清、实质回声增强、多发囊肿、肾盂肾盏常显著变形，另有囊肿壁较厚或不同程度的钙化和梗阻。

（六）临床价值

彩色多普勒超声实时显示肾脏的外形、大小、皮质回声、肾内的血供情况，可以动态观察肾脏的病变发展情况，检查操作简便、无辐射、无肝肾毒性。超声引导下肾组织穿刺是诊断慢性肾衰竭的金标准。

八、肾结核

（一）病因学

病原菌为人型和牛型结核分枝杆菌。由原发病灶如肺、骨、关节、淋巴结等处经血行或淋巴途径进入肾脏，并可蔓延至输尿管、膀胱、前列腺、附睾等处。

（二）病理解剖和病理生理

肾结核主要为肾髓质及乳头病变，结核菌在髓质部生长繁殖远比在皮质部活跃，肾结核病理的另一特点为高度的纤维化。纤维化使肾皮质与髓质分隔开来，血管周围的纤维化可使肾内的动脉狭窄、萎缩，称为梗阻性肾皮质萎缩。

结核菌可经肾下传至输尿管，侵犯输尿管黏膜、黏膜固有层及肌层，可使输尿管增粗、变硬，形成一条僵直的索条，肌肉收缩减退，最后可使输尿管完全阻塞。输尿管狭窄多见于输尿管膀胱连接部的膀胱壁段，其次为肾盂输尿管连接部，中段者较少见。

（三）临床表现

早期常无明显症状，尿路造影也无异常，唯一重要的阳性发现只是尿内有少量红细胞和脓细胞，此时尿内可查到结核分枝杆菌。肾结核发病的过程一般较为缓慢，随着病情的发展，可出现下列症状。

（1）膀胱刺激征　这是肾结核的典型症状。

（2）血尿　这是肾结核的另一重要症状，发生率约70%。一般与尿频、尿急、尿痛等症状同时出现，多为终末血尿，严重时有血块。

（3）脓尿　尿液中有大量脓细胞，也可混有干酪样物质。严重者呈米汤样，也可为脓血尿。

（4）腰痛　发生率约10%。早期一般无腰痛，但晚期结核性脓肾，可出现腰痛。如对侧肾积水，则可出现对侧腰痛。少数患者可因血块或脓块堵塞输尿管而引起肾绞痛。

（5）全身症状　患者消瘦、贫血、水肿并有恶心、呕吐等慢性肾功能不全的症状，有时可突然发生无尿。双侧肾结核或一侧肾结核、对侧肾积水，晚期可出现尿毒症。部分肾结核患者可有高血压，可能与肾小动脉狭窄导致肾素分泌增多有关。

（四）典型病例超声图像特征及诊断要点

超声诊断：早期肾结核病变局限在肾皮质，病灶小，超声难以发现。部分中重型肾结核可出现肾盂、肾盏扩张，壁粗糙不整，边缘回声增强，多可见输尿管壁粗糙增厚，回声增强，管腔狭窄。

超声诊断要点：肾结核声像图变化多端，根据肾结核病理类型不同，可有较大区别。轻型肾结核，肾脏无明显破坏，超声不易检出。中型及重型病例，对患肾功能丧失和尿路造影失败者超声尤为适用。其呈现出的复杂性和多变性是以肾结核的病理演变过程为基础。

（1）结节型肾结核　部分肾包膜呈不规则形，肾形态无明显改变，病灶局限在肾实质内（数个或单个）。囊性与实性两种低回声结节，实性结节包膜不明显，囊性结节内透声差，囊壁厚薄不均、粗糙。

（2）囊肿型肾结核　肾包膜呈不规则形。肾实质内多发囊性暗区，肾窦部被挤压、缩小，肾窦部囊性暗区或单发的囊性暗区少见。

（3）积水型肾结核　以肾盂扩张为主时，肾包膜呈不规则形，输尿管管壁增厚，回声增强，走行僵硬。肾实质边缘不规则，明显变薄（见图2-33、图2-34）。

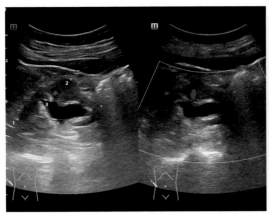

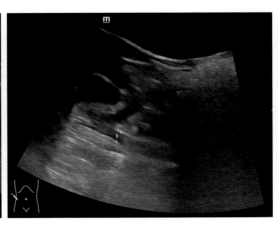

图2-33　右肾长轴：右肾缩小，实质回声均匀，集合系统分离，未见强回声团，CDFI示右肾血流灌注尚可

图2-34　右侧输尿管长轴：右侧输尿管增宽，可视段管壁不光滑，其内未见异常回声团

（4）积脓型肾结核　肾包膜呈不规则形，肾脏明显增大，肾盂、肾盏明显扩张。皮质回声减低，无回声区透声差（见图2-35～图2-37）。

（5）萎缩型肾结核　肾包膜呈不规则形，肾脏明显缩小，以单侧肾脏病变为主。内部回声不均。

（6）钙化型肾结核　肾包膜呈不规则形，肾脏偏小。皮质区有多个大小不等、形态不规则的团块状或斑块状强回声，后方伴有明显声影。

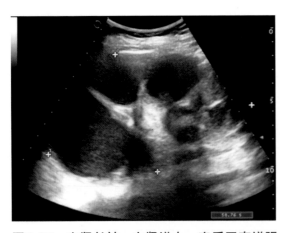

图2-35　左肾长轴：左肾增大，实质回声增强变薄，集合系统分离约7.4cm，透声差，未见强回声团，CDFI示左肾血流灌注差

（7）混合型肾结核　肾包膜呈不规则形，且不光滑。肾实质内可见多个斑片状强回声，并伴有明显声影和多个无回声区。

另外，超声对于抗结核药物治疗期间监测肾脏病变情况和膀胱容量变化有很大意义。

（五）鉴别诊断

（1）肾积水　主要为尿路梗阻所致，按照从梗阻部位向上压力传导递减的原则出现不同程度扩张，肾盂、肾盏及同侧输尿管扩张程度及比例一致，接续自然柔顺。肾结核导致的积水不同，肾盂

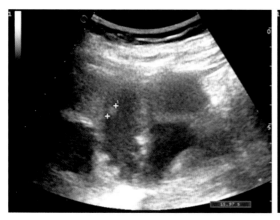 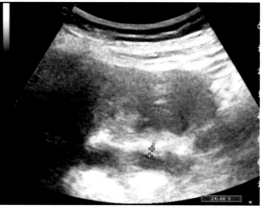

图2-36　左肾长轴：左肾盂肾盏内壁
不光滑，凹凸不平，呈结节状　　　　图2-37　左肾长轴：左肾盂肾盏
内壁增厚、不光滑

一般不扩张，或与肾盏的扩张不成比例（肾盂扩张轻，肾盏扩张重），可见肾盂、肾盏壁增厚。

（2）肾脓肿　透声差，可见中至高回声，囊壁厚薄不均，边界模糊，结合高热、寒战、腰痛等症状可鉴别。

（3）肾多发囊肿　位于肾实质内或向肾外突出，囊壁薄且光滑，囊内透声好，肾盂、肾盏无异常回声，易与囊性无回声临床型肾结核相鉴别。

（六）临床价值

彩色多普勒超声及超声造影可诊断肾结核并对其进行分型，并能实时显示结核肾的外形、大小、肾内病灶的血供特点。

九、肾结石

肾结石是成人泌尿系的常见疾病，中国人肾结石的患病率为5.8%。

（一）病因学

尿液中的晶体物质在特定情况下析出、沉积于肾盂或肾盏并逐渐长大而形成肾结石。机体钙磷代谢异常、慢性感染、尿路梗阻、药物作用等是形成结石的常见病因。

（二）病理解剖和病理生理

肾结石按成分组成可分为草酸钙结石、磷酸钙结石、尿酸盐结石等，也可以多种成分同时存在。结石较小的时候以位于中下盏居多,逐渐聚集长大填充肾盏、肾盂,形成铸型结石。活动性结石发生移位时可摩擦肾盂黏膜造成尿血。位于肾门的结石或肾内小结石移位至输尿管可导致尿液排出受阻。

(三)临床表现

单纯的肾脏结石多无明显自觉症状,偶有肾区胀痛、血尿,肾结石掉入输尿管往往引起急性尿路梗阻症状,如肾绞痛、血尿、排尿困难、发热等。

(四)典型病例超声图像特征

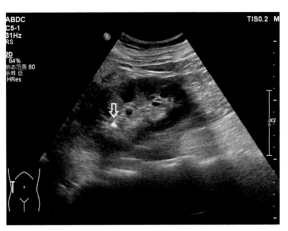

肾结石的典型声像图表现为肾窦区强回声团,后方伴声影(见图2-38)。结石发生梗阻时,依据梗阻部位及梗阻时间的不同,可发生不同程度的肾盂肾盏积液(见图2-39),甚至肾包膜下积液。超声报告要点包括结石位置、大小、数目、有无肾积水等。

图2-38 女,46岁,无自觉症状,右肾上盏结石

(五)鉴别诊断

与肾脏钙化灶鉴别:钙化灶位于肾脏实质内,而结石位于肾盏或肾盂内。

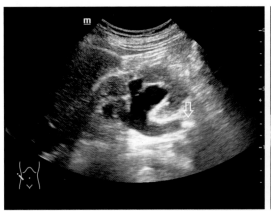
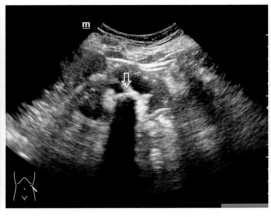

图2-39 男,39岁,右侧腰痛就诊,常规超声显示右肾肾盂积液,右输尿管第一狭窄处结石(箭头所示),同时左肾盂结石(箭头所示)

（六）临床价值

超声检查已替代腹部X线成为诊断肾结石的首选方法，既可以判断X线阴性结石的存在，又可明确结石的数量、位置，术中也扮演着引导经皮肾镜取石的角色。

十、肾积水

肾积水是指尿液排出受阻，在肾内蓄积，导致肾盂、肾盏扩张，严重时肾实质受压变薄，肾功能减退。

（一）病因学

多种疾病均可造成肾脏产生的尿液排出受阻而引起肾积水，常见原因包括结石、炎症、结核、外伤、肿瘤等，另外，输尿管受挤压（腹盆腔巨大肿瘤、妊娠子宫等）同样可以造成一定程度的肾积水。

（二）病理解剖与病理生理

肾积水初始阶段由于肾小球仍有排尿功能，肾盂、肾盏内尿液逐渐蓄积，压力增加，先是肾盂腔分离扩大，进而肾盏分离，肾实质逐步伸长，肾锥体与肾柱受压，肾单位及肾小管破坏，严重时肾实质菲薄，肾功能丧失。长时间的肾积水可继发感染、结石等。

（三）临床表现

急性尿路梗阻如输尿管结石引起的肾积水往往出现肾绞痛、恶心、呕吐、血尿等表现。慢性疾病引发的肾积水可能仅有肾区轻微胀痛，严重肾积水造成肾脏体积增大甚至可以扪及腰部包块。继发感染时可以发热、食欲缺乏等。

（四）典型病例超声图像特征

肾积水声像图主要表现为肾窦区无回声暗区。轻度或少量肾积水仅有肾盂分离扩张，前后径超过1.2cm，而肾脏大小及实质厚度正常；中度肾积水时肾盂肾盏都有无回声暗区充填，呈"鹿角"状分布（见图2-40、图2-41）；重度肾积水则肾盂肾盏扩张呈"囊袋"状无回声，肾实质菲薄，肾体积增大。肾积水继发感染时，无回声暗区内可出现细密点状回声，甚至呈分层改变。

（五）鉴别诊断

主要需要和肾盂源性囊肿、肾脓肿、多囊肾等相鉴别。

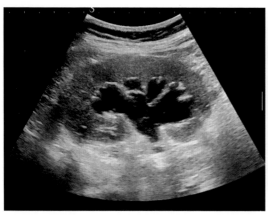
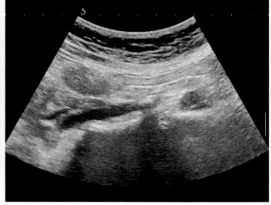

图2-40 男，63岁，右肾绞痛1天，无畏寒、发热，常规超声显示肾盂肾盏扩张，充满无回声暗区，右输尿管第二狭窄稍上方查见结石

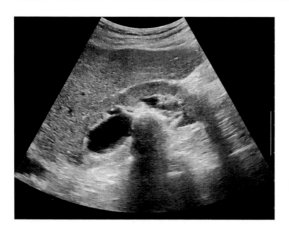

图2-41 女，32岁，右腰部不适就诊，右肾肾门处结石伴肾积水

（1）肾盂源性囊肿　在肾窦区出现的无回声暗区，仔细扫查会发现囊壁结构，形状往往呈类圆形。

（2）肾脓肿　一般发生在实质内，液体透声呈点状，周围实质回声减低，边界模糊，患者往往有发热、中性粒细胞升高等感染表现。

（3）多囊肾　往往双侧发生，肾体积增大，不能显示正常肾脏结构，代之以大小不等的囊性暗区，暗区与暗区之间不相通。

（六）临床价值

利用超声检查肾积水简便、快捷，在明确诊断的同时能找到肾积水的原因，是本病首选检查方法。

十一、移植肾

同种异体肾移植是慢性肾功能不全终末期患者最为有效的治疗方法。由于移植肾位置相对浅表，超声检查是评估移植肾状态的理想方法。

（一）病因学

对于终末期肾病，肾移植是最为有效的治疗方法。术后移植肾可因受体的异体免疫应答发生排斥反应；同时由于吻合口狭窄、渗漏、血栓形成等原因，移植肾亦可发生肾积水、肾周积液、坏死等并发症。

（二）病理解剖及病理生理

肾移植手术通常是保留原位自体肾，将供体肾固定于受体的一侧髂窝，动脉一般与髂内动脉端端吻合或与髂外动脉端侧吻合，静脉与髂内静脉吻合，输尿管与膀胱做隧道式吻合。发生排斥反应时移植肾体积增大、水肿，外观颜色紫红或暗红，甚至出现花斑状出血坏死点，光镜下表现为间质水肿或微小血管炎伴血栓，淋巴细胞或单核细胞浸润。排斥反应按发生时间分为超急性排斥反应（1～2天内）、加速性排斥反应（2～5天内）、急性排斥反应（3个月内）、慢性排斥反应。

（三）临床表现

排斥反应主要表现为发热、移植部位胀痛、尿量减少、血压升高等，生化检查血清肌酐、血尿素氮增加，肌酐清除率下降。

（四）典型病例超声图像特征

正常移植肾大小正常，皮髓质分解清楚，血流信号丰富，呈树枝状分布（见图2-42），阻力指数低于0.8（见图2-43）。发生肾排斥反应时，肾脏体积增大，实质回声增强，彩色多普勒血流信号减少，肾内各级动脉血流阻力指数增加，大于0.80。移植肾缺血梗死时，可有灶性低回声，无血流信号，严重时整个移植肾血流信号消失。移植肾也可以因为输尿管不通畅发生肾积水（见图2-44），甚至因为吻合口渗出形成肾周血肿（见图2-45）。

（五）临床价值

肾移植在现代外科手术中日趋成熟，为终末期慢性肾病患者带来了希望。利用常规超声及多普勒血流检测术后移植肾，其方法简单有效，结合超声造影新技术，更能准确反映移植肾的血流灌注状态，为临床调整治疗方案提供强有力的依据。

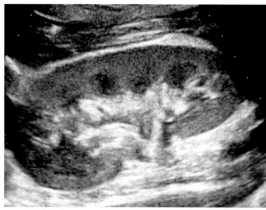

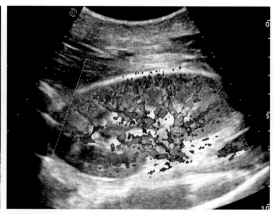

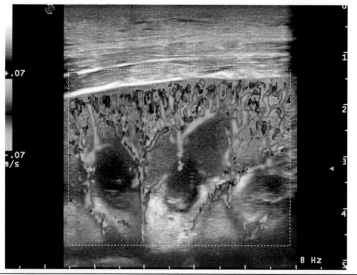

图2-42　男，23岁，肾移植术后第7天，常规超声显示移植肾结构正常，皮髓质分界清楚，CDFI显示肾内血流信号呈树枝状分布，能达包膜下

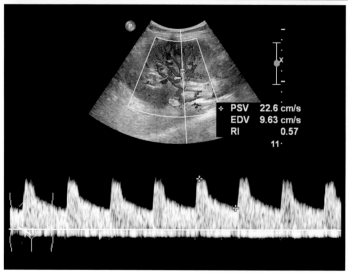

图2-43　女，41岁，肾移植术后第3天，频谱多普勒显示正常肾内血流频谱

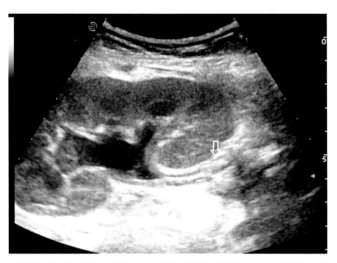

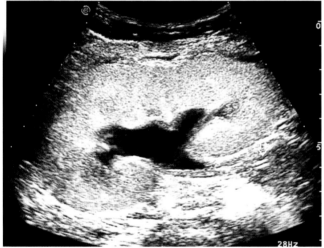

图2-44 男，31岁，肾移植术后第5天，输尿管内支架管下移（箭头所示），导致肾盂轻度积液，上图为常规超声，下图为超声造影

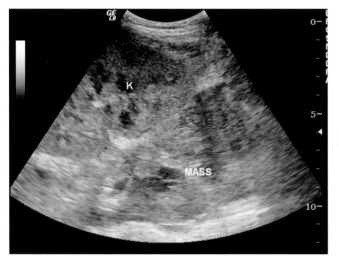

图2-45 女，41岁，肾移植术后第6天，移植部位轻胀痛。超声提示移植肾周围有混杂回声团（MASS），超声提示局部血肿形成，并经手术病理证实

十二、肾细胞癌

（一）病因学

肾癌的病因目前尚不明确，可能与吸烟、肥胖症、职业、缺乏体力活动、家族史以及合并高血压、高血糖和高血脂等属于代谢综合征的疾病相关。

（二）病理解剖和生理学

多数肾细胞癌发生于一侧肾脏，常为单发。肾细胞癌起源于肾实质小管上皮，根据组织学和分子病理学改变的不同，主要包括三种亚型：透明细胞癌、乳头状细胞癌及嫌色细胞癌。

透明细胞癌是最常见的肾细胞癌亚型，较常见于肾脏两极。主要由含透明胞浆的细胞组成，肿瘤的生长方式可为实心、管状或囊性。乳头状细胞癌为第二常见亚型，瘤细胞呈乳头状或管状，瘤体内部坏死较为常见。嫌色细胞癌起源于肾皮质集合管，具有相对透明的胞浆，并形成精致的网状，核周有典型的核周晕。

多数肾细胞癌呈圆形或类圆形，其外层为因肿瘤生长而受压的肾实质及纤维组织结构，即假包膜。肿瘤内部多有散在的出血坏死灶、囊性变和肉瘤样变。其中，囊性变多提示预后相对好。肾细胞癌的生长易侵犯静脉系统，以透明细胞癌最具转移倾向，最常见的为肺转移。

（三）临床表现

典型的肾癌三联征为腰痛、血尿、腹部肿块，通常这些症状出现于晚期。大多数患者都是体检时通过尿液变化发现，故血尿是肾细胞癌的最常见症状。部分患者会由于肿瘤产生引起的异常免疫反应而出现副瘤综合征，如高血压、贫血、发热、恶病质等。部分转移性肾细胞癌患者可能由于肿瘤转移所致的骨痛、咳嗽等症状就诊。

（四）典型病例超声图像特征及诊断要点

由于肿瘤的膨胀性生长特点而产生的假包膜是肾细胞癌的特征性表现，故肾细胞癌中多表现为肾脏实质内的占位性病变，边界清晰，形态呈类圆形，肿瘤周缘较薄的低回声带（见图2-46、图2-47）。肿瘤生长过程中瘤体内部易出现液化、坏死或出血，从而表现为肿瘤内部的无回声区或低回声区（见图2-48）。肾细胞癌中最常见的亚型透明细胞癌多位于肾脏的两极（见图2-49）。

彩超有特征性的肿瘤周边粗大的环形血流信号，瘤体内部杂乱分布的血流信号（见图2-50、图2-51）。此外，肿瘤代谢产物可导致血管呈扩张状态，因此频谱多普勒检测瘤体内部血流为低阻力型。肾细胞癌中第二常见的亚型乳头状肾细胞癌的血供常不丰富，瘤体较小时多表现为乏血供占位。

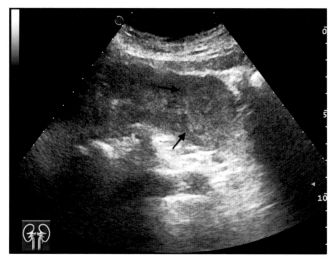

图 2-46　左肾下极实性占位，大小为 4.4cm×3.1cm，内部为低回声，周缘可见较薄的低回声带（↑所示）

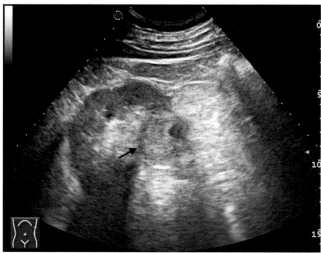

图 2-47　左肾下极实性占位，大小为 4.1cm×4.0cm，瘤体内部可见无回声区，周缘可见较薄的低回声带（↑所示）

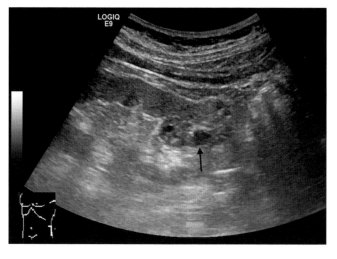

图 2-48　左肾下极实性占位，大小为 3.8cm×2.2cm，瘤体内部可见多处无回声区（↑所示）

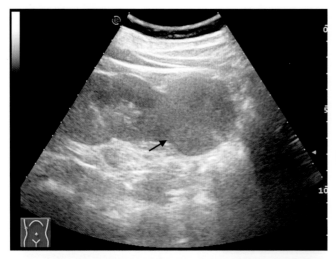

图2-49　右肾下极实性占位，大小为5.5cm×4.8cm，瘤体内部为均匀低回声，周缘可见较薄的低回声带（↑所示）

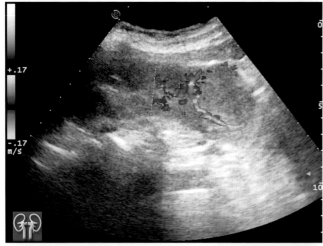

图2-50　彩色多普勒血流示病变周缘见环状血流信号，内部见杂乱分布的点状血流信号

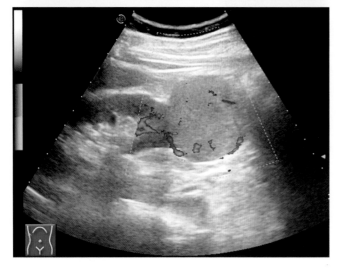

图2-51　彩色多普勒血流示病变周缘见弧形血流信号，内部见杂乱分布的点状血流信号

（五）鉴别诊断

（1）肾血管平滑肌瘤　主要需与乏脂肪型血管平滑肌瘤鉴别。血管平滑肌脂肪瘤周边无假包膜的低回声带，瘤体内血流信号少，分支少。

（2）肾母细胞瘤　见于儿童，表现为肾内的类圆形占位，体积常较大，早期回声较均匀，晚期肿瘤内部液化坏死而表现为不同程度的无回声暗区。彩色多普勒超声肿瘤内部血流信号较丰富。

（3）肾囊肿伴感染或出血　声像图表现为囊肿内部透声差，可伴分隔，但分隔较薄，彩色多普勒超声病变内部无血流信号。

（六）临床价值

超声可显示肿瘤的大小、位置、个数、血供特点及肿瘤与周围组织的关系，肾静脉及下腔静脉内有无癌栓，协助术前的分期评估，较CT及MRI检查经济、操作简便、无辐射。

十三、肾血管平滑肌脂肪瘤

（一）病因学

肾血管平滑肌脂肪瘤的病因目前尚不明确，由于女性多发，且妊娠期肿瘤易增大，故有学者认为性激素在肿瘤的发生和发展中可能发挥一定作用。

（二）病理解剖和病理生理

血管平滑肌脂肪瘤是最常见的肾脏良性肿瘤，皮质、髓质均可发生。肿瘤无完整被膜，但是界限清楚。镜下见肿瘤由成熟的脂肪组织、血管及平滑肌以不同比例构成，亦可存在纤维组织。肿瘤出血的病理基础可能是由于肿瘤含丰富血管，但管壁厚薄不均且缺乏弹性，部分血管迂曲成动脉瘤样改变，故易破裂出血。

（三）临床表现

一般无特异性的临床症状，多系体检时偶然发现。大的肿瘤会压迫周围组织引起相应症状，发生破裂时可出现腹腔大出血、休克、急性腹痛等。

（四）典型病例超声图像特征及诊断要点

肾脏的血管平滑肌脂肪瘤声像图常表现为单侧或双侧肾脏实性占位，多数位置较表浅，边界清晰，呈类圆形（见图2-52）。

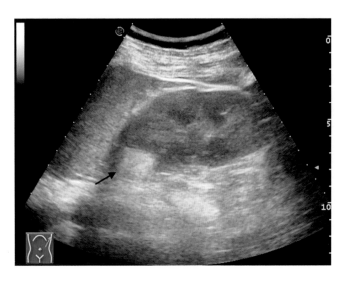

图 2-52　左肾上极高回声占位，大
　　　　　小为 2.8cm × 1.9cm，边
　　　　　界清晰（↑所示）

　　肿瘤的内部回声与其瘤体内血管、平滑肌及脂肪组织三种成分的比例相关。脂肪成分较多时呈特征性的高回声，诊断较明确（见图 2-53），当肿瘤内脂肪组织较少而以平滑肌成分为主时，表现为等回声或低回声占位（见图 2-54），当三者成分比例相当时，表现为混合回声，即病变内既有强回声，又有低回声或无回声。当肿瘤内部合并出血坏死或破裂时，可见不同程度片状低回声或无回声（见图 2-55）。

　　彩色多普勒超声检查可见肿瘤周边及内部稀疏点状或棒状血流信号，多普勒频谱多呈低速高阻型血流（见图 2-56 ～图 2-58）。

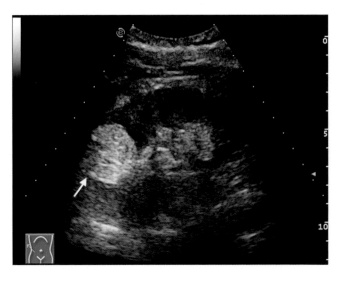

图 2-53　右肾上极高回声占位，大
　　　　　小为 4.0cm × 3.5cm，边
　　　　　界清晰（↑所示）

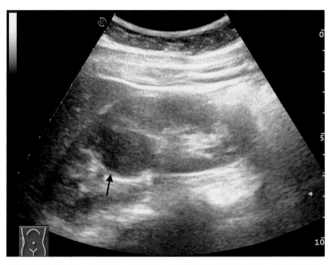

图2-54 右肾中份实性占位，大
小为3.1cm×2.1cm，瘤
体内部为均匀性低回声
（↑所示）

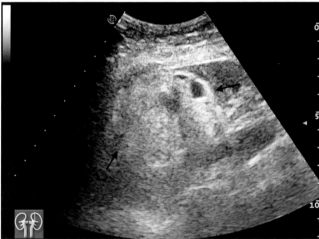

图2-55 左肾上极高回声占位，
大 小 为7.4cm×5.3cm，
瘤体内部可见无回声区
（↑所示）

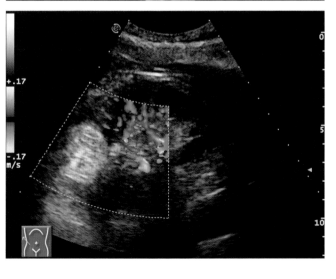

图2-56 彩色多普勒血流示病变内
未见明显血流信号

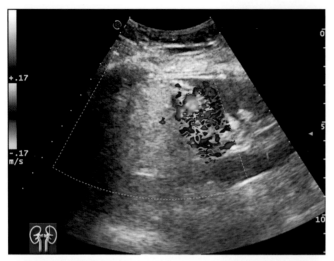

图 2-57　彩色多普勒血流示病变内
部见星点状及棒状血流
信号

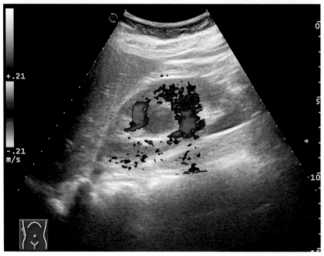

图 2-58　彩色多普勒血流示病变内
部未见明显血流信号

（五）鉴别诊断

与肾细胞癌鉴别：乏脂肪型血管平滑肌瘤需注意与肾细胞癌鉴别。血管平滑肌脂肪瘤瘤体周缘无假包膜低回声带，且内部血流信号少，血流频谱为低速高阻型，而肾细胞癌多数瘤体周缘可见薄的低回声带，且一般血流信号较多，多为高速低阻型血流。

（六）临床价值

超声对于典型的脂肪组织比例高的血管平滑肌脂肪瘤诊断价值很高，可显示肿瘤的大小、位置、数目、血供特点，较 CT 及 MRI 检查经济实用，可作为首选方法。

十四、输尿管结石

（一）病因学

输尿管原发结石少见，常由于肾脏结石落入输尿管滞留所致。

（二）病理解剖和病理生理

输尿管结石是由于肾结石掉入所致，其成分主要是磷酸盐与草酸盐。结石易发生于输尿管三个生理性狭窄处，可引起输尿管梗阻。

（三）临床表现

腰部绞痛、血尿等症状。

（四）典型病例超声图像特征及诊断要点

输尿管内可见点状、团块状强回声，后可伴声影、"彗星尾"征，改变体位或探头局部加压后可见移动（见图2-59、图2-60）。团块状强回声上方输尿管扩张，导致患侧肾盂出现不同程度积水，其程度与梗阻部位、梗阻时间有关。

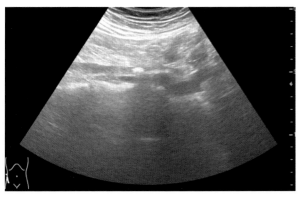

图2-59 输尿管中段结石

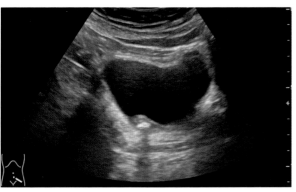

图2-60 输尿管膀胱壁内段结石

（五）鉴别诊断

（1）与肠气鉴别 肠气活动度大，无明确边界、轮廓，多切面探查无立体感，体位改变、探头局部加压后形态均改变、移动。

（2）与输尿管肿瘤鉴别 输尿管肿瘤多呈不规则低回声团块，很少出现高回声团块，团块内部可见血流信号，不伴声影，与输尿管分界多不清楚，改变体位后始终不移动。

（六）临床价值

超声是诊断输尿管结石首选检查方式，可动态观察结石位置及尿路梗阻程度，指导临床治疗。

十五、输尿管先天发育异常

（一）病因学

病因目前尚不清楚，儿童青少年常见，多数学者认为是胚胎发育早期因某种因素导致中肾管发育异常所致。

（二）病理解剖和病理生理

先天性输尿管狭窄最常出现在肾盂与输尿管链接处，狭窄处输尿管肌层肥厚伴纤维组织增生，导致尿液排泄不畅、肾盂内尿液潴留。

（三）临床表现

轻度狭窄临床常无症状，严重时可有腰胀、腰痛、血尿。

（四）典型病例超声图像特征及诊断要点

输尿管狭窄直接征象是输尿管走行过程中管径逐渐变小、变窄；间接征象是输尿管狭窄段以上输尿管、肾盂不同程度扩张，输尿管狭窄段以下输尿管不扩张（见图2-61、图2-62）。

（五）鉴别诊断

输尿管结石、输尿管肿瘤及输尿管炎症引起输尿管狭窄相鉴别，输尿管结石与肿瘤输尿管内均可探及异常回声结节，输尿管炎症治疗后再复查输尿管狭窄消失。

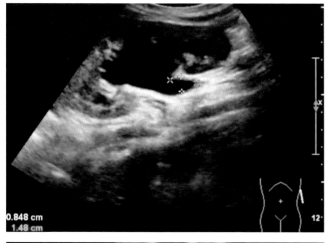

图 2-61　肾盂输尿管连接处狭窄、
　　　　　 肾盂积水一

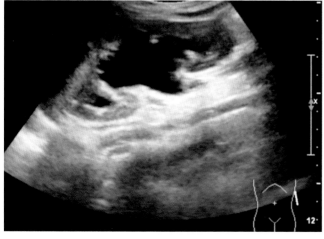

图 2-62　肾盂输尿管连接处狭窄、
　　　　　 肾盂积水二

（六）临床价值

　　超声无创、实时动态探查肾盂、输尿管形态变化，可明确狭窄病因，为临床提供治疗及预后依据。

十六、输尿管肿瘤

（一）病因学

　　病因不详，可能与遗传因素有关。

（二）病理解剖和病理生理

输尿管肿瘤以恶性常见，多发生于输尿管中下段，病理类型与肾脏、膀胱类似，主要病理类型是输尿管移行上皮癌。输尿管肿瘤极易侵犯肌层，向内形成尿道梗阻，向外侵犯邻近器官、远处转移。

（三）临床表现

患侧腰痛、腰胀，腹部不适，无痛性血尿。

（四）典型病例超声图像特征及诊断要点

输尿管病变部位可见结节状、团块样低回声团，与输尿管壁及周围组织分界不清。CDFI示低回声团块内可见细点状血流信号（见图2-63、图2-64）。病变输尿管梗阻，上端输尿管、肾脏集合系往往有不同程度扩张。

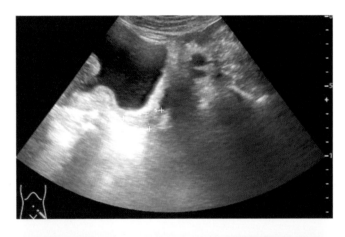

图2-63 左侧输尿管膀胱壁内段内实性低回声团，与膀胱壁分界欠清，无血流信号一

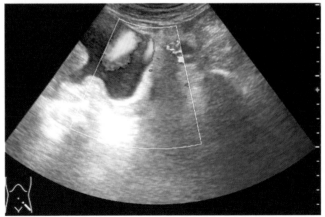

图2-64 左侧输尿管膀胱壁内段内实性低回声团，与膀胱壁分界欠清，无血流信号二

（五）鉴别诊断

输尿管结石、输尿管管外肿瘤、输尿管狭窄、膀胱肿瘤均可引起输尿管扩张、肾脏积水，有时很难鉴别，需结合CT、MRI等检查以明确病因。

（六）临床价值

超声可以经济快捷筛查输尿管肿瘤，明确尿道梗阻原因，为临床进一步治疗提供依据。

参考文献

[1] Paul Winyard, Lyn S, Chitty. Dysplastic kidneys. Seminars in Fetal & Neonatal Medicine, 2008, 13 (3): 142-151.

[2] Meizner I, Yitzhak M, Levi A, et al. Fetal pelvic kidney: a challenge in prenatal diagnosis?. Ultrasound Obstet Gynecol, 1995, 5 (9): 391-293.

[3] Sairam S, Al-Habib A, Sasson S, Thilaganathan B. Natural history of fetal hydronephrosis diagnosed on mid-trimester ultrasound. Ultrasound Obstet Gynecol, 2001, 17 (6): 191.

[4] Wood B P, BenAmi T, Teele R L, et al. Ureterovesical obstruction and megaloureter; Diagnosis by real-time US. Radiology, 1985, 156 (10): 79-81.

[5] Liapis H, Winyard PJD. Cystic diseases and developmental kidney defects. Philadephia, Lippincott Williams and Wilkins, 2007: 1257-1306.

[6] 叶任高, 刘冠贤. 临床肾脏病学. 北京: 人民卫生出版社, 1997.

[7] 郭万学. 超声医学. 第6版. 北京: 人民卫生出版社, 2012.

[8] 华秀云, 潘永辉, 王勇雄, 等. 超声图像对肾炎病理类型、肾功能判断的价值. 中国超声医学杂志, 1987, 3 : 93-96.

[9] 金莲花, 李民虎. 慢性肾功能衰竭的二维与彩色多普勒超声诊断价值. 中华临床医学研究杂志: 3369-3369.

[10] 刘军, 付庆国, 岳林先. 肾结核的超声特征显像分析. 临床超声医学杂志, 2007, 9 (12): 745-747.

[11] 魏勃, 安瑞华. 肾结石危险因素的研究进展. 现代泌尿外科杂志, 2014 (12): 832-835.

[12] 姜玉新, 王志刚, 胡兵, 周晓东, 等. 医学超声影像学. 北京: 人民卫生出版社, 2010.

[13] 华玉兰, 秦桂萍, 齐淋喆, 等. 原发性输尿管肿瘤及瘤样病变临床病理观察. 临床泌尿外科杂志, 2015, 30 (10): 947-948.

（巨学明　熊雯　蔡志清　周青　梁羽）

第二节 膀胱疾病

一、膀胱癌

（一）病因学

膀胱癌是泌尿系统最常见的恶性肿瘤，发病率居泌尿系统恶性肿瘤的首位，其发病原因尚不清楚。较为明确的两大致病危险因素是吸烟和职业接触芳香胺类化学物质。

（二）病理解剖及病理生理

膀胱癌病理与肿瘤的组织类型、细胞分化程度、生长方式和浸润深度有关，其中以细胞分化和浸润深度最为重要，肿瘤分布在膀胱侧壁及后壁最多，其次为三角区和顶部，其发生可为多中心，膀胱肿瘤可先后或同时伴有肾盂、输尿管、尿道肿瘤。

（三）临床表现

间歇性无痛性肉眼血尿或显微镜下血尿；尿频、尿急、尿痛等膀胱刺激症状；肿瘤较大或发生在膀胱颈部，可造成尿流阻塞、排尿困难，甚至出现尿潴留；当出现肾积水时，出现腰酸、腰痛、发热等。

（四）典型病例超声图像特征及诊断要点

① 膀胱腔内实性回声呈菜花样或乳头状或结节状；② 实性回声常见细蒂与膀胱壁相连；③ 早期膀胱壁回声连续性好，肌层回声连续完整；④ 实性回声也可为宽基底，也可浸润膀胱壁；⑤ 彩色多普勒检测可在肿瘤基底部探及血流信号（见图2-65～图2-70）。

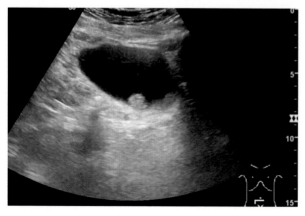

图2-65 膀胱癌：膀胱三角区见实性团块，大小约1.3cm×1.5cm，边界清楚，形态规则

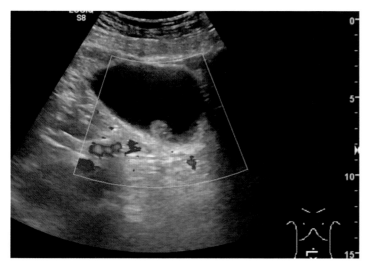

图2-66 膀胱癌：膀胱三角
区见实性团块，未
见血流信号

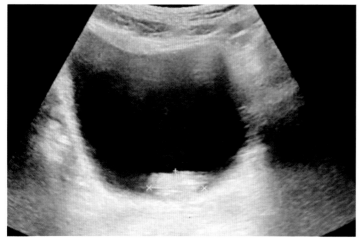

图2-67 膀胱癌：膀胱后壁
实性团块，大小约
1.4cm×2.5cm，边
界较清，形态欠规则

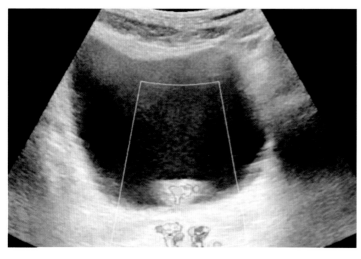

图2-68 膀胱癌：膀胱后壁
实性团块，内可见
较丰富血流信号

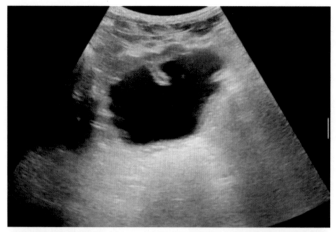

图2-69 膀胱癌：膀胱前壁实性团块，形态不规则一

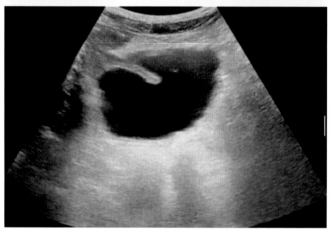

图2-70 膀胱癌：膀胱前壁实性团块，形态不规则二

（五）鉴别诊断

（1）转移性膀胱肿瘤　转移性膀胱肿瘤主要来自肠道和前列腺。来自肠道的转移性膀胱肿瘤多数位于膀胱顶部，累及膀胱黏膜后可有血尿。因肿瘤浸润而致穿孔，形成肠道膀胱瘘。超声显示膀胱外有团状气体和实质混合回声，或有"假肾征"。形成肠道膀胱瘘时膀胱壁回声消失，膀胱内见气体回声。

（2）膀胱血管瘤　为膀胱的非上皮性肿瘤，好发于膀胱顶部及侧后壁，超声表现为圆形高回声团块，血流丰富，部分表现为膀胱弥漫性增厚。

（六）临床价值

超声可显示 >0.5cm肿瘤的部位、数目、大小、分期（显示浸润深度、有无盆腔淋巴结转移）。超声对于≤0.5cm的肿瘤以及黏膜表面的非隆起性早期肿瘤容易漏诊，不如膀胱镜检查。

二、膀胱结石

（一）病因学

　　膀胱结石分为原发性膀胱结石和继发性膀胱结石。前者多由于营养不良引起，多发于儿童。后者则是指来源于上尿路或继发于下尿路梗阻、感染、膀胱异物或神经源性膀胱等因素而形成的膀胱结石。前列腺增生是最常见的膀胱结石发病原因。

（二）病理解剖及病理生理

　　膀胱结石无继发感染时，可造成膀胱黏膜慢性炎症，如继发感染时，可造成充血、水肿、出血和溃疡。如结石造成膀胱颈部梗阻，膀胱内可形成小梁小室，长期梗阻可造成上尿路积水。长期感染也可造成膀胱周围炎、穿孔甚至癌变。

（三）临床表现

　　主要症状是疼痛和血尿。其程度与结石部位、大小、活动与否及有无并发症及其程度等因素有关。

（四）典型病例超声图像特征及诊断要点

　　① 膀胱腔内高回声，后方伴声影；② 高回声可随体位转动而移动；③ 无血流信号或高回声表面见伪彩。见图2-71、图2-72。

（五）鉴别诊断

　　与膀胱异物鉴别：膀胱异物因异物属性、形态不同而表现出不同的超声声像，部分异物与结石相似。询问病史可鉴别诊断。

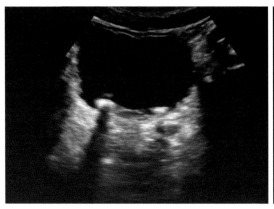

图2-71　膀胱结石一

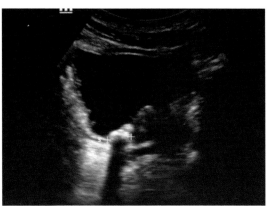

图2-72　膀胱结石二

（六）临床价值

超声对于3mm以上的结石均可显示。对小结石及透光结石，X线不能显示。

三、膀胱血块

（一）病因学

膀胱肿瘤、炎症、外伤、结石均可导致膀胱血块。

（二）病理解剖及病理生理

当泌尿系发生肿瘤、结石、外伤等病变引起血尿时，如出血急、出血量大或排尿不畅，就容易导致膀胱内的血块形成，严重者由于血块刺激可致膀胱痉挛而加重出血，某些特异性感染如结核等引起的膀胱血块还可引起下尿道堵塞而发生急性尿潴留。

（三）临床表现

肿瘤引起的膀胱血块可无任何临床症状，患者多以血尿前来就诊。结石引起的血尿往往患者以腰部剧痛为主诉。膀胱炎症所致血块患者可以膀胱刺激征前来就诊。

（四）典型病例超声图像特征及诊断要点

典型的膀胱内血块超声表现为片状、絮状或不规则状低至中等回声，内部回声常不均匀，可随体位改变，可呈漂浮状，部分可与膀胱壁相连。见图2-73～图2-75。

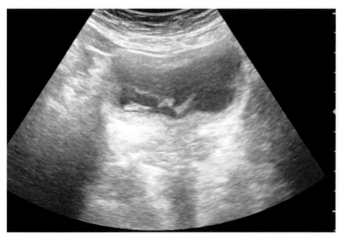

图2-73　膀胱血块：膀胱内团状高回声，回声较均匀

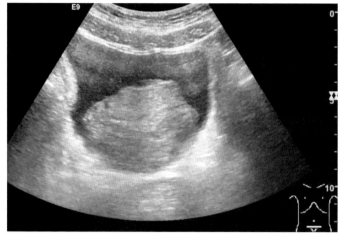

图2-74 膀胱血块：膀胱内团状
高回声

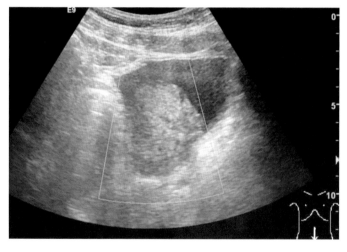

图2-75 膀胱血块：膀胱内团状高
回声，内未见血流信号

（五）鉴别诊断

与膀胱癌鉴别：膀胱癌以稍强回声为主，肿块内部实性感极强，肿块较小时内部回声较均匀，较大时实质回声杂乱不均，可有斑片状低回声区；血块常以强回声为主，似絮状或不规则状，但转动体位或挤压震动腹壁，血块可完全离开膀胱壁而在腔内无回声暗区中漂移且幅度较大，而膀胱癌即使移动，仅为游离部分的漂动，范围较小，基底部不移动。

（六）临床价值

膀胱血块诊断价值：超声检查对膀胱血块有极高的检出率，可有效避免膀胱镜有创检查。

四、膀胱炎

（一）病因学

膀胱炎是一种常见的尿路感染性疾病，约占尿路感染的60%以上。其致病菌多数为大肠埃希菌，约占75%以上，结核杆菌也可致膀胱炎。

（二）病理解剖及病理生理

浅表膀胱炎症多见，病变仅累及黏膜、黏膜下层，可见黏膜充血、水肿、片状出血斑、浅表溃疡或脓苔覆盖。炎症以尿道内口及膀胱三角最明显。显微镜下见多数白细胞浸润。炎症有自愈倾向，愈合后不遗留痕迹，若治疗不彻底或有异物、残余尿、上尿路感染等情况，炎症可转为慢性。常见腺性膀胱炎、出血性膀胱炎、结核性膀胱炎等。

（三）临床表现

膀胱炎主要的临床表现为尿频、尿急、尿痛、排尿不适、下腹部疼痛，终末血尿常见，部分患者出现排尿困难。全身症状不明显，体温正常或仅有低热。

（四）典型病例超声图像特征及诊断要点

（1）腺性膀胱炎　可分为增厚型、乳头型、结节型。① 病变局限于膀胱黏膜；② 在膀胱三角区膀胱黏膜呈片状增厚（增厚型）（见图2-76），或有乳头状突起（乳头型）或有结节状隆起（结节型）；③ 病变仅限于黏膜，不累及肌层（与膀胱癌鉴别）；乳头状突起及结节状隆起均无动脉血流信号（见图2-77、图2-78）。

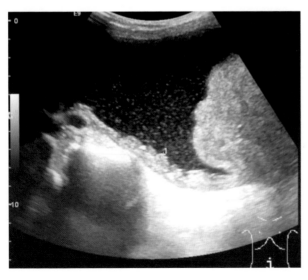

图2-76　膀胱炎，膀胱壁毛糙增厚一

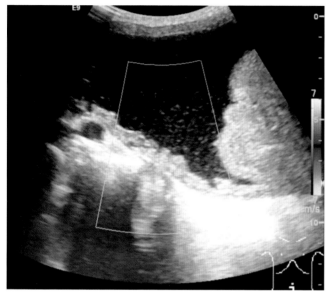

图2-77 膀胱炎，膀胱壁毛糙增厚二

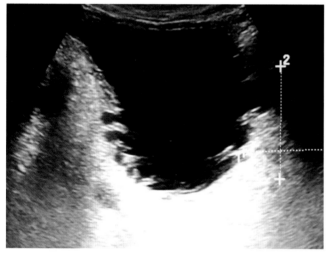

图2-78 膀胱炎，膀胱壁毛糙增厚三

（2）结核性膀胱炎 ① 因肾结核排菌所致；② 有尿频、尿急、尿痛等排尿刺激症状；③ 早期膀胱形态改变不明显，后期膀胱挛缩形成结核性小膀胱，膀胱呈球形，膀胱壁失去正常的柔软性，壁增厚，可达3～7mm。

（五）鉴别诊断

腺性膀胱炎乳头型及结节型需与膀胱癌鉴别诊断。

（六）临床价值

超声检查难以发现膀胱炎的病因。另外，膀胱炎的声像图的特异性较差，难区别炎症类型。但超声检查仍对病变部位、范围及程度等方面具有诊断价值，同时对治疗疗效的判断及指导治疗有重要的应用价值。

五、膀胱憩室

（一）病因学

膀胱憩室是膀胱黏膜经膀胱壁肌层向外膨出的囊袋，分先天性和继发性。后天性多继发于下尿路梗阻。

（二）病理解剖及病理生理

先天性膀胱憩室壁含有肌纤维，后天性膀胱憩室由一层黏膜及纤维组织构成。憩室常发生于膀胱后方和两侧，单发或多发，一般不发生于三角区。憩室大小相差悬殊，可大于膀胱。膀胱憩室约有5%合并室内结石，偶见憩室内肿瘤生长。

（三）临床表现

若无并发症，膀胱憩室无特殊症状，如有梗阻、尿潴留、感染、结石、破裂及憩室癌，可出现排尿困难、下腹部胀痛、血尿、尿频、尿急、尿路感染症状。

（四）典型病例超声图像特征及诊断要点

膀胱后方或两侧或上方另有一液性暗区，紧靠膀胱，呈圆形或椭圆形，壁薄光滑，像囊肿；憩室与膀胱间可寻找到通道（憩室口）；排尿后囊腔缩小。见图2-79、图2-80。

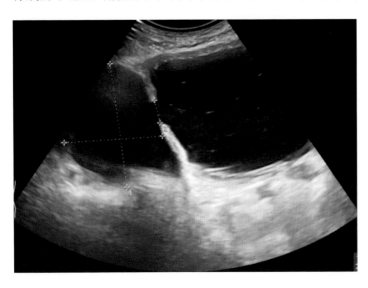

图2-79 膀胱憩室：膀胱右侧壁囊性团块，部分与膀胱腔相通

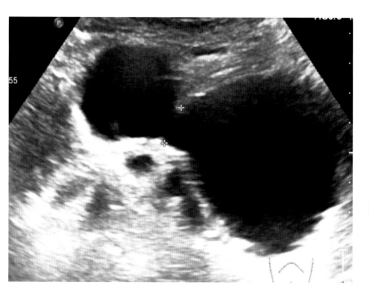

图2-80　膀胱憩室：膀胱右侧壁囊性团块，部分与膀胱腔相通，邻近膀胱壁毛糙

（五）鉴别诊断

（1）输尿管憩室　并发感染时同样有尿频、尿急、尿痛等尿路刺激症状，憩室较大时也可扪及包块，但声像图上显示囊性包块在膀胱轮廓外。输尿管下端的憩室可结合CT、MRI、排泄性或逆行尿路造影显示憩室的部位，且憩室以上可见输尿管扩张。

（2）尿道憩室　同样有两段排尿，但膀胱造影和排尿性膀胱尿道造影可显示膀胱内无憩室，尿道内有囊性肿块，尿道镜检查显示憩室开口在尿道而不是在膀胱。

（3）前列腺增生症　也可有分段排尿，部分患者可有假性憩室，但患者年龄偏大，症状以尿频、尿急为主，尤其夜间尿频。直肠指检前列腺体积增大，中央沟变浅，声像图上可见前列腺增大、隆起，患者尿流率异常。

（六）临床价值

超声检查可明确膀胱憩室产生的病因、憩室的大小、形态等方面的信息，是否合并膀胱憩室的并发症，如肿瘤、结石等。

六、膀胱子宫内膜异位症

（一）病因学

子宫内膜异位于膀胱壁，内膜随月经周期而出血，使膀胱壁内形成出血灶。

（二）病理解剖及病理生理

病变主要位于膀胱后壁，由内向外侵犯，后壁向膀胱内隆起似肿瘤。

（三）临床表现

子宫内膜异位内出血而致膀胱壁张力增加。出现尿路刺激症状。

（四）典型病例超声图像特征及诊断要点

膀胱壁实性占位，子宫内膜异位。膀胱充盈，膀胱右侧壁查见大小约2.3cm×1.5cm的低回声团块，边界较清，形态较规则，基底宽，内可见点状血流信号（见图2-81、图2-82）。

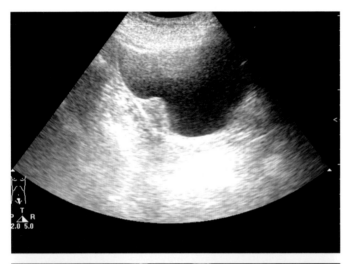

图2-81　膀胱子宫内膜异位症：膀胱右后侧壁实性稍高回声团，与膀胱壁分界清楚

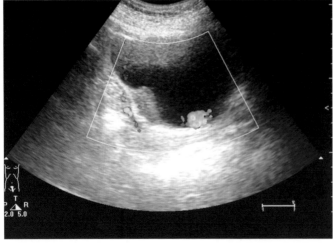

图2-82　膀胱子宫内膜异位症

中年女性，患者未绝经；膀胱右侧壁低回声肿块；粗看像宽基底膀胱肿瘤浸润膀胱全层，但仔细观察膀胱黏膜光滑完好，肿块位于黏膜层下面；肿块内可见点状血流信号（因膀胱壁局部增生及纤维化）。

（五）鉴别诊断

（1）膀胱癌　前已述。

（2）腺性膀胱炎　前已述。

（六）临床价值

如果超声医生没想到此病，不询问病史并仔细观察肿块的表面回声，特别是多普勒检查患者喷尿时肿块内有多普勒伪像，极易误诊为膀胱癌。但膀胱镜检查不能发现肿块，仅见膀胱黏膜下隆起。

参考文献

[1] Walz P H, Bertermann H. Ultrasound examination of bladder and prostate. Urol Int, 1990, 45 (4): 217-230.

[2] Trinkler F, Tuma J. Ultrasound diagnosis 63. Tumor of the bladder wall, partially necrotic (calcified). Praxis (Bern 1994) , 2015, 104 (8): 431-433.

[3] Tran W T, Iradji S, Sofroni E, et al. Microbubble and ultrasound radioenhancement of bladder cancer. Br J Cancer, 2012, 107 (3): 469-476.

[4] Segura-Grau A, Herzog R, Díaz-Rodriguez N, et al. Ultrasound of the urinary system. Semergen, 2016, 42 (6): 388-394。

[5] 陈惠莉, 许小云, 杜联芳, 等. 二维及彩色多普勒超声对膀胱癌诊断的应用价值. 中国超声诊断杂志, 2004 (10): 759-761.

[6] 王文, 米成嵘, 解玉君, 等. 彩色多普勒超声造影诊断膀胱肿瘤. 中国医学影像技术, 2009, 25 (05): 837-840.

[7] 叶新华, 胡建群, 孙小林, 等. 膀胱恶性肿瘤的超声及病理对照. 临床超声医学杂志, 2008 (01): 54-56.

[8] 智文祥, 顾新刚, 王宇, 等. 超声诊断膀胱实质占位性病灶的临床价值. 中华临床医师杂志 (电子版) , 2012, 6 (06): 1655-1656.

（陈　琴）

第三节　尿道疾病

一、尿道狭窄

（一）病因学

尿道狭窄是泌尿系统常见病，多见于男性，临床上常见有先天性尿道狭窄如先天性尿道外口狭窄、尿道瓣膜、精阜肥大、尿道管腔先天狭窄等，炎症性尿道狭窄，常因尿道管腔感染、损伤所致，外伤性尿道狭窄多因损伤初期处理不当所致。

（二）病理解剖和病理生理

病理上狭窄的程度、深度及长度相差很大，通常只一处狭窄，淋病性狭窄可能为多处狭窄，狭窄可能继发感染，形成尿道憩室、尿道周围炎、前列腺炎或附睾睾丸炎。由于尿流梗阻长期不能解除，最终可致肾积水，肾功能损害出现尿毒症。

（三）临床表现

尿道狭窄的症状可因其程度、范围和发展过程而有不同，主要的症状是排尿困难。尿道狭窄时常伴慢性尿道炎。此时尿道外口常有少量脓性分泌物，多在早晨发现，尿道口被 1～2 滴分泌物所封闭，称为"晨滴"。狭窄近端之尿道扩张，易因尿液滞留并发感染而致反复尿路感染、尿道周围脓肿、尿道瘘、前列腺炎和附睾炎。

（四）典型病例超声图像特征及诊断要点

狭窄近端尿道扩张，尿道黏膜增厚、回声增强。尿道周围占位性病变所致尿道狭窄应观察占位性病变的位置、大小、内部回声、与尿道的关系等情况。见图2-83、图2-84。

（五）鉴别诊断

尿道旁肿瘤性病变：尿道旁实性团块，内可见血流信号。

（六）临床价值

超声检查可显示尿道狭窄的长度、程度以及瘢痕的深度，可显示狭窄近端尿道的情况以及远端正常尿道的长度，使临床能实时、准确地采取对应的治疗措施，减小并发症的发生。还可对疗效进行评价。

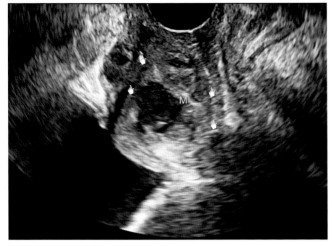

图2-83 尿道旁腺占位性病变，尿道旁囊性团块，内部囊液不清亮，与尿道相通，狭窄近端尿道扩张

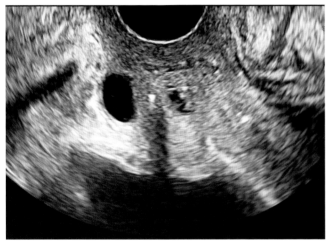

图2-84 尿道旁腺囊肿伴尿道结石，尿道旁腺囊性团块，尿道结石伴狭窄，近端尿道扩张

二、尿道结石

（一）病因学

可分为原发性和继发性两类。大部分尿道结石是上尿路结石，如肾结石、输尿管结石或膀胱结石向下排出的过程中经过尿道并嵌于尿道所致的继发性结石。少数结石原发于尿道狭窄、感染、潴留性囊肿、黏膜损伤、憩室或异物。

（二）病理解剖和病理生理

尿道结石可引起直接损伤、梗阻、感染或恶性变，所有这些病理生理改变与结石部位、大小、数目、继发炎症和梗阻程度有关。

（三）临床表现

尿道结石典型症状为排尿困难，点滴状排尿，伴尿痛，重者可发生急性尿潴留及会阴部剧痛。除此之外，尿道结石常伴发血尿和感染。憩室内结石可仅表现为尿路感染。

（四）典型病例超声图像特征及诊断要点

① 尿道内发现强回声团伴声影；② 强回声团位置、大小及数目；③ 亦可同时发现尿道憩室、前列腺增生等征象（见图2-85、图2-86）。

（五）鉴别诊断

（1）前列腺增生　前列腺增生可见前列腺体积增大，而尿道内无强回声团。
（2）尿道肿瘤　尿道内低或等回声实性团块，形态各异，内部可见血流信号。

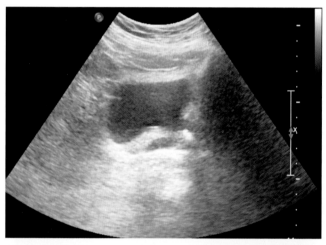

图2-85　尿道前列腺部多个强回声团，后方声影明显，近端尿道扩张

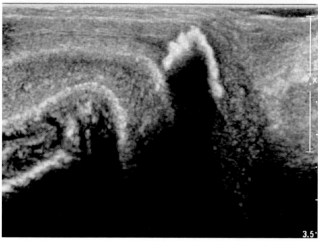

图2-86　尿道膜部强回声团，后方声影明显

（六）临床价值

超声能显示结石部位、大小及数目，还可以发现有无尿道憩室、前列腺增生等其他
征象。

参考文献

[1] Kawashima A, Sandler C M, Wasserman N F, et al. Imaging of urethral disease: A pictorial review. Radiographics, 2004, Suppl 1: S195-S216.

[2] Pavlica P, Barozzi L. Imaging of the acute scrotum. Eur Radiol, 2001, 13 (7): 1583-1596.

[3] Ghobrial E E, Abdelaziz D M, Sheba M F, et al. Value of Ultrasound in Detecting Urinary Tract Anomalies After First Febrile Urinary Tract Infection in Children. Clin Pediatr (Phila) , 2016, 55 (5): 415-420.

[4] Segura-Grau A, Herzog R, Díaz-Rodriguez N, et al. Ultrasound of the urinary system. Semergen, 2016, 42 (6): 388-394.

[5] Ingram M D, Sooriakumaran P, Palfrey E, et al. Evaluation of the upper urinary tract using transureteric ultrasound-a review of the technique and typical imaging appearances. Clin Radiol, 2008, 63 (9): 1026-1034.

[6] 胡兵, 陈曾德, 庄奇新, 等. 男性尿道狭窄超声显像与X线尿道造影的比较性研究. 中国医学影像技术, 2001 (09): 870-873.

（吴　昊）

第四节　前列腺疾病

一、前列腺囊肿

（一）病因学

（1）真性前列腺囊肿　前列腺腺体在胚胎发育期内受到障碍，引起前列腺导管狭窄，造成阻塞，内容物逐渐潴留而形成，故属于潴留性前列腺囊肿。

（2）先天性囊肿　为中肾导管与中肾旁管发育异常，管腔部分扩张而形成囊肿。起于中肾旁管的囊肿常位于前列腺后正中处，而起自中肾导管的囊肿则居于两旁。这种囊肿实际并非起自前列腺，常与膀胱后壁粘连。

（3）后天性囊肿　系由坚韧的前列腺基质导致腺泡不完全或间断性梗阻，逐渐使腺泡上皮变厚，终至发生潴留性囊肿，可位于前列腺内的任何部位或突出至膀胱颈部，直

径为1～2cm。

（4）炎症性囊肿　系前列腺慢性炎症引起结缔组织增生，导致前列腺导管狭窄，分泌物潴留形成囊肿。

（5）寄生虫性囊肿　由于寄生虫引起，如包虫能使前列腺管及周围发生慢性炎症，或由肉芽增生，逐渐形成囊肿。

（二）病理解剖及病理生理

前列腺囊肿由正常的腺泡组成，或为多房性，腺泡内衬柱状上皮，有的为低立方上皮，囊内充满浆液性或浆液血性液体。

（三）临床表现

小囊肿无症状，大囊肿可压迫尿道造成尿路梗阻。常见症状有尿急、尿频、排尿费力、尿线细、排尿困难及尿潴留等。前列腺囊肿可并发感染及结石。

（四）典型病例超声图像特征及诊断要点

（1）前列腺囊肿　发生在前列腺的任何部位，圆形或椭圆形的无回声结节，后方回声增强。一般直径为6mm以下，很少超过1cm，常见于前列腺真性囊肿、先天性囊肿和后天性囊肿。

（2）前列腺射精管囊肿　表现为前列腺底部两侧或近中线部囊性无回声结节，位置偏后，呈长圆形或水滴状，水滴尖端指向精阜。

（3）前列腺囊性增生　表现为前列腺整体或局部似小蜂窝状囊性无回声结节，可见网格高回声分隔样改变，可称为"松糕征"。

见图2-87～图2-92。

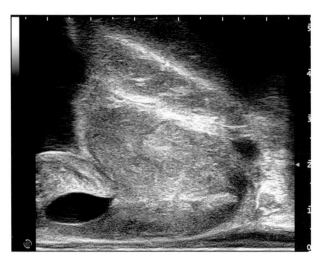

图2-87　前列腺囊肿，呈"水滴状"

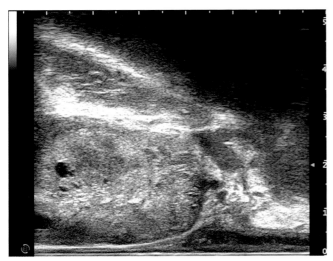

图2-88 同一患者还有其他小囊肿

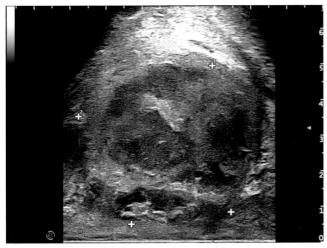

图2-89 前列腺增大，内部呈囊性
改变

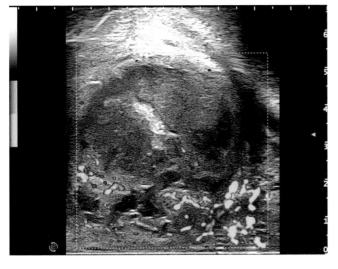

图2-90 CDFI示囊性部分无血流
信号，探头加压时有流
动感

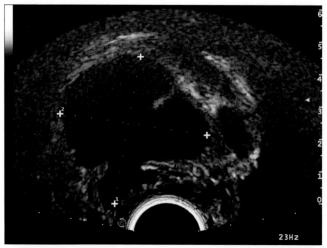

图2-91　横断面，超声前列腺不规则增大

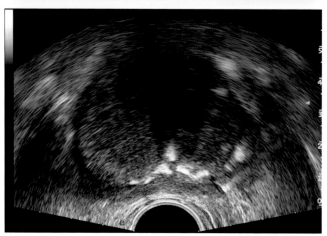

图2-92　增强超声示脓肿内无增强

（五）鉴别诊断

主要与射精管囊性扩张、前列腺脓肿和前列腺结核相鉴别。脓肿可以引起感染、高热、局部胀痛，超声显示边界模糊、囊内浑浊，容易鉴别。还要与前列腺癌囊性变相鉴别：后者常常为囊实性，边界不整，症状重，检查血液示PSA（前列腺抗原）大于4ng/mL，可以超过10ng/mL，诊断并不困难。

（六）临床价值

体检或无意间超声发现前列腺内有一无回声结节，边界光滑整齐，囊肿的诊断可以成立。囊肿较小，又无不适，一般不需处理。如果囊肿较大，或有感染，患者有压迫症状，或有局部不舒适，影响工作及生活时，应该进行治疗及处理。超声主要有发现囊肿、测量囊肿大小以及鉴别诊断作用。

二、前列腺结石

（一）病因学

病因尚不明确，认为与尿液向前列腺内反流有关，常与前列腺炎、前列腺增生代谢紊乱等同时存在。

（二）病理解剖及病理生理

前列腺结石是指前列腺腺泡内结石，是由前列腺液内所含的钙盐与磷酸镁沉积而成。当前列腺发炎时，以淀粉样体、血凝块、坏死组织为核心，与沉积的磷酸钙、磷酸镁相结合，由多种成分形成结石。单一的前列腺结石很少见，常常是多发的、散在分布的。前列腺结石往往合并前列腺增生或前列腺炎。

（三）临床表现

大都无症状，常常与前列腺增生一并存在；当合并急性感染时可出现尿急、尿频、排尿费力等表现。

（四）典型病例超声图像特征及诊断要点

① 前列腺内、外腺均可形成结石。

② 散在小结石型：腺体内有多个1～3mm的散在斑点状强回声，但无声影。

③ 弧形结石型：在前列腺增生时，与内外腺交接处，许多小结石呈弧形排列，多半无声影（见图2-93）。

④ 单个大结石型：前列腺形态正常，单个强光团5mm以上，伴声影（见图2-94）。

⑤ 成堆小结石型：十几个小强回声光团聚集成堆，常伴前列腺增生（见图2-95、图2-96）。

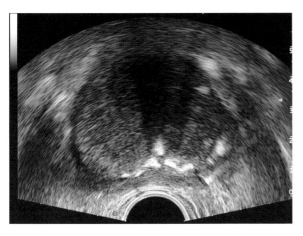

图2-93　内外腺之间点状强回声

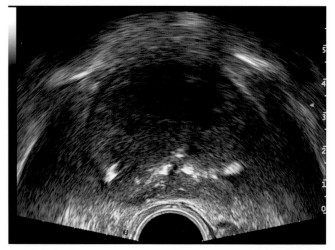

图2-94 部分结石后方可见"彗星尾"征

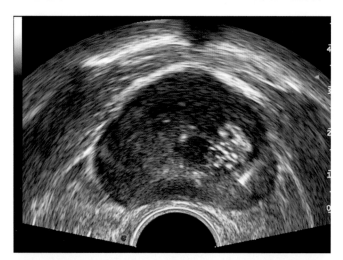

图2-95 前列腺内腺区簇状钙化灶

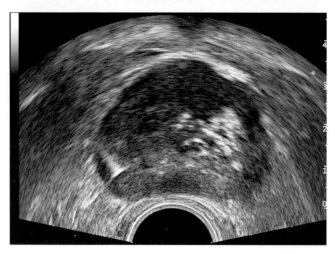

图2-96 钙化灶呈斑片状改变

⑥ 结石周围血流信号较丰富（与结石造成无菌性炎症有关）。

（五）鉴别诊断

（1）尿道结石　后者位于尿道的路径上，单发多见，很少见多发，体积较大。排尿时疼痛症状明显。

（2）前列腺钙化灶　从病理上看，钙化灶是组织损伤后钙质沉积，散在分布，且不规则，常常伴有炎症、结核等疾病。结石是外分泌腺的腺泡或腺管内的钙质沉积，形态规则。来源不同，图像亦不相同。

（六）临床价值

前列腺结石往往在超声体检时无意发现。超声主要用于鉴别诊断：要与尿道结石相鉴别，来源不同，处理方法不同。尿路结石需要及时处理，而前列腺结石往往不需要处理。

三、前列腺炎

（一）病因学

分急性及慢性两大类，由于细菌感染所致，急性前列腺炎多由于后尿道细菌感染所致。

（二）病理解剖及病理生理

尿道细菌可以通过血行或淋巴传播至前列腺，引起前列腺增大、浸润、充血及水肿等。

（三）临床表现

典型症状有发病急、发热、畏寒、乏力等全身症状。由于炎症的刺激，可以出现尿频、尿急、尿痛，甚至出现血尿及局部症状等。直肠指检：前列腺弥漫性增大，压痛。尿道分泌物涂片或培养，有脓细胞及细菌存在。慢性前列腺炎好发于男性青壮年，是泌尿科常见的疾病，患者有尿频、尿急、尿痛、尿不尽及夜尿增多等。有人合并性功能障碍及神经衰弱等症状。

（四）典型病例超声图像特征及诊断要点

（1）急性前列腺炎　前列腺形态饱满，体积轻度或中度增大，双侧不完全对称，包膜完整，界限清楚，内部回声均匀性减低（见图2-97、图2-98）；彩色多普勒血流信号增加。合并脓肿时可见流动感，无血流信号（见图2-99、图2-100），增强超声有助于诊断，并且运用置管引流方法可治愈前列腺脓肿（见图2-101～图2-104）。

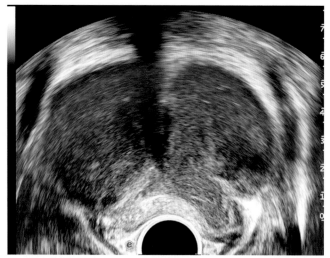

图2-97 前列腺内腺区域对称性

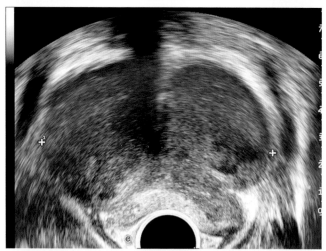

图2-98 前列腺横径增大为主，达
8.55cm，无回声改变，透
声差，探头加压有波动感

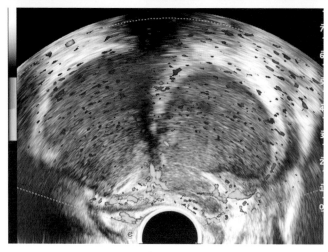

图2-99 CDFI示脓腔内无血流信号

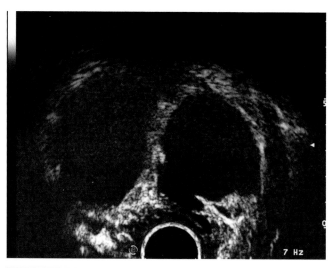

图2-100　增强超声示脓肿内无增强

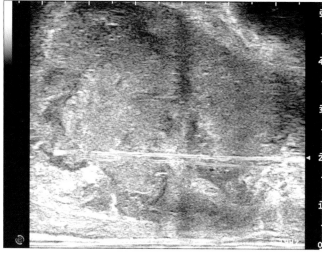

图2-101　超声引导下置管引流治
疗术

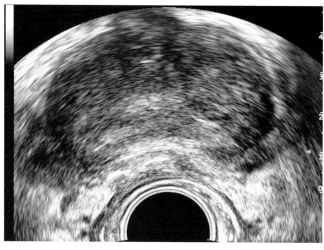

图2-102　引流术后1周，拔除引
流管，脓腔消失，横径
明显缩小

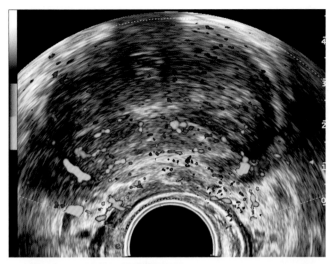

图2-103　引流术后1周，横断面，CDFI示血流信号增加，且杂乱无章

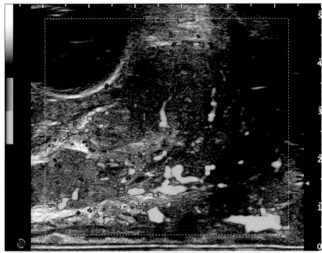

图2-104　引流术后1周，矢状面，CDFI示血流信号增加

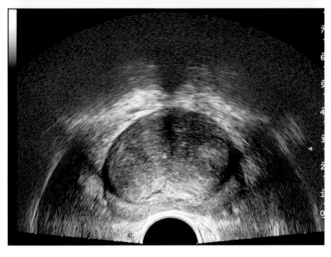

图2-105　前列腺内腺增大，内外腺分界清楚

（2）慢性前列腺炎　前列腺体积可无变化，包膜清晰，可增厚呈波浪状，内外腺比例正常。内部回声不均匀，常见大小和分布不一的片状强回声或钙化灶。见图2-105。

（五）鉴别诊断

本病应该与前列腺增生相鉴别，后者多为50岁以上老年患者，主要以前列腺增大、排尿困难为主。本病也要与前列腺癌相鉴别。后者前列腺内发现肿物，逐渐长大，抽血检查PSA为高于4ng/mL或更高，可以鉴别。

（六）临床价值

超声结合病史及血液检查指标可对前列腺炎做出提示性诊断，结合临床其他检查排除前列腺肿瘤或其他疾病，对患者的身心健康带来极大鼓励。对于前列腺较大脓肿，大都采取超声引导下脓肿置管引流治疗术，辅助抗炎治疗，可很快恢复。

四、良性前列腺增生

（一）病因学

目前认为前列腺增生必须具备年龄增长和有功能的睾丸两个条件，缺一不可。

（二）病理解剖及病理生理

移行带是前列腺增生的起始部位，解剖学上表现为腺体增大，形态失常；组织学上表现为腺体组织及纤维组织均可发生增生，可形成质地坚硬的结节状。多发生在尿道周围的内腺，挤压尿道可引起排尿困难。

（三）临床表现

患者多在50岁后出现症状，主要是夜尿增多、尿频、尿急，此后出现排尿费力、困难，可以引起尿潴留。

（四）典型病例超声图像特征及诊断要点

① 前列腺体积增大，内腺增大明显，外腺可呈不同程度受压变薄，两者之间分界清晰。② 增大的前列腺左右对称，前后径测值显著增加，增大的内腺区可突向膀胱内。③ 前列腺包膜回声连续完整，界限清楚。腺体内回声均匀或不均匀，少数呈高回声或等回声，也可呈高回声或等回声的结节样改变，部分结节周围可见声晕。彩色多普勒显示：腺体内血流丰富，可见增生结节周围有血流绕行，则前列腺增生的诊断可成立。④ 前列腺增生常常伴结石，呈多发的点状强回声，分布于内外腺交界处。⑤ 前列腺增生的

间接征象，残余尿量增多，膀胱壁增厚，膀胱壁小梁小室形成，膀胱憩室形成等。见图2-106～图2-113。

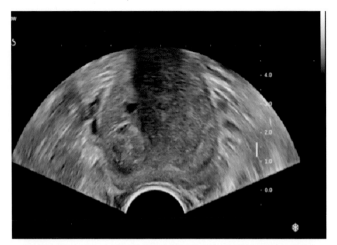

图2-106 右侧外腺区边界清楚的结节

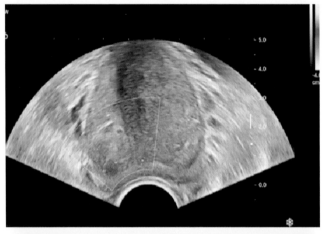

图2-107 实质性结节可见环状血流信号

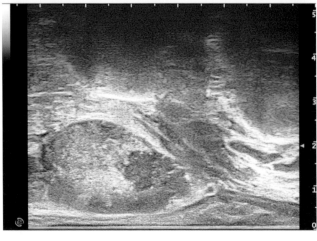

图2-108 左侧外腺区低回声结节，边界不清，形态不规则

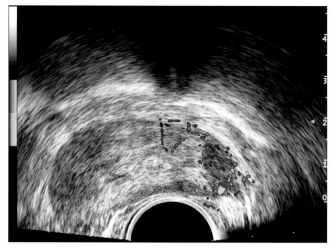

图2-109　左侧外周带结节内血流信号增多且杂乱

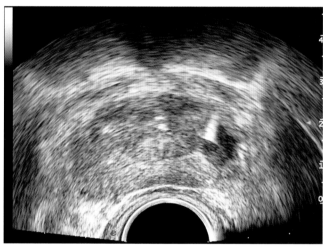

图2-110　超声引导下"靶点"穿刺组织学活检术

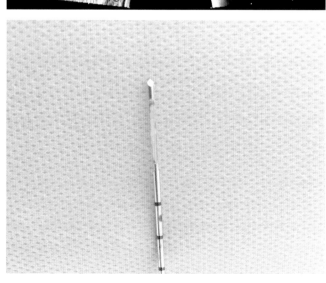

图2-111　穿刺针取材饱满

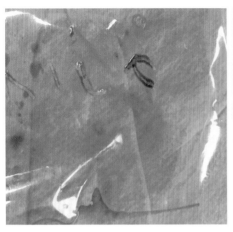
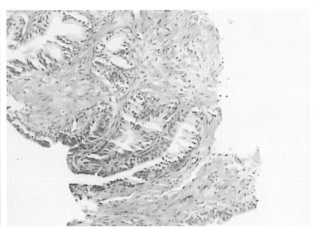

图2-112　前列腺结节穿刺后的组织条　　　图2-113　病理示前列腺癌

（五）鉴别诊断

　　本病应与前列腺癌鉴别。在诊断有困难时，在超声引导下穿刺活检，有助于鉴别诊断。

（六）临床价值

　　超声结合病史可对前列腺增生做出初步诊断，结合临床其他检查排除前列腺肿瘤的可能性，对患者的身心健康带来极大鼓励。诊断困难时，双平面直肠超声引导下穿刺组织学活检术可以确诊。

五、前列腺癌

（一）病因学

　　与老年期男性性激素平衡紊乱，特别是雄激素变化，前列腺萎缩及感染等有关。前列腺癌与人种遗传、地理差异、环境因素、生活习惯，特别是饮食（高脂肪饮食）对前列腺癌的发病有明显影响。

（二）病理解剖及病理生理

　　本病是来自前列腺腺泡或导管上皮的恶性肿瘤，多数为腺癌，约占97%，导管癌、肉瘤、癌肉瘤、鳞状上皮细胞癌、类癌及继发性癌等仅占3%。前列腺癌好发于周边区，约占70%，移行区占20%，中央区仅占有10%。组织学分两型：结节型或结节浸润型（70%）、浸润型（30%）。

（三）临床表现

多数前列腺癌患者早期病变局限，无症状，少数可有早期排尿梗阻症状，晚期可出现一些特有症状。局部症状表现为尿路梗阻和肿瘤局部扩散对周围组织结构的影响；常常为逐渐加重的尿流缓慢、尿频尿急、尿流中断；约40%的患者以急性尿潴留为首发症状。肿瘤局部扩散，可表现为血尿、血精、排便困难等。远处转移症状，骨转移是前列腺癌常见症状，依次为骨盆、腰椎、胸椎、肋骨及股骨，晚期可形成恶病质。

（四）典型病例超声图像特征及诊断要点

① 前列腺可增大，左右不对称，形态不一致，前列腺外包膜可不完整（见图2-114）。

② 内部回声：大部分为低回声、边界模糊、不整齐，多出现在外腺。少数病例为斑点状、团状不规则的强回声，浸润型腺癌无明显边界。

③ 彩色血流图：腺癌血流较丰富（见图2-115），在低回声区内可出现明显血流增多（见图2-121）。

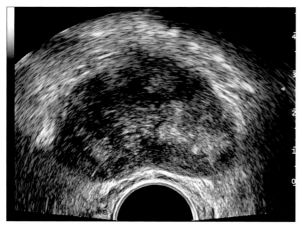

图2-114　前列腺增大，回声低弱不均匀，内外腺分界不清，包膜不连续

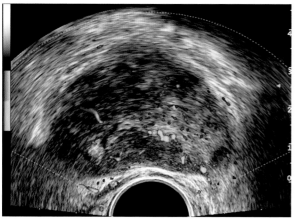

图2-115　前列腺内血流信号紊乱

④ 硬度增加，用端射式探头经直肠扫查，用探头轻压病灶处，压之不变形，质硬。

⑤ 前列腺边界不整齐，高低不平，因70%发生在外围缘区的3mm之内，早期即可发现边界不整齐。

见图2-116～图2-120、图2-122～图2-129。

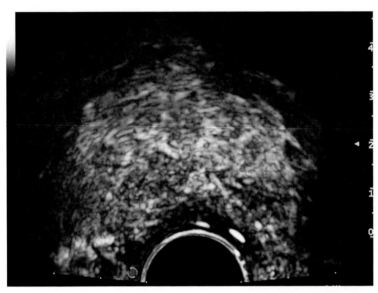

图2-116 增强超声示内外腺无界限，内外腺同时增强，呈高增强

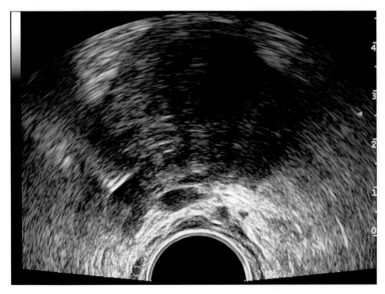

图2-117 超声引导下穿刺组织学活检术

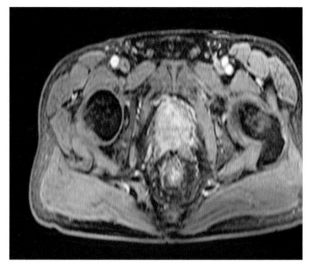

图2-118 磁共振示前列腺内外腺分界
不清，前列腺包膜不连续

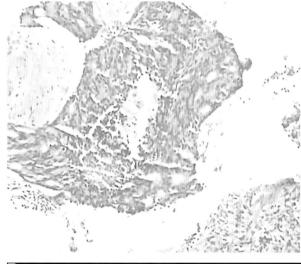

图2-119 病理示典型的前列腺癌

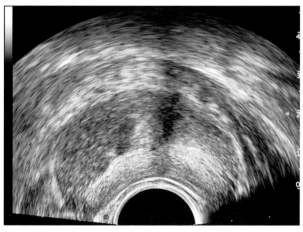

图2-120 前列腺稍大，右侧外周带不
规则低弱回声结节，边界
不清

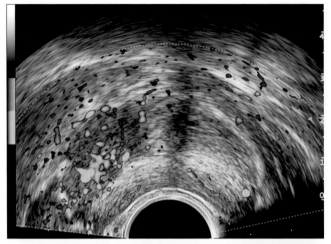

图 2-121　右侧外周带实性结节，
　　　　　血流信号增加且杂乱

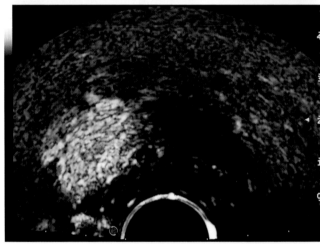

图 2-122　增强超声：右侧外腺区
　　　　　呈均匀性高增强，边界
　　　　　不清，形态不规则

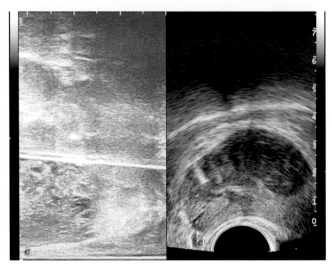

图 2-123　双平面超声下行靶点穿
　　　　　刺活检术

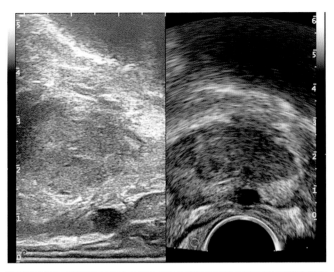

图2-124 前列腺稍大，左侧外周带规则低弱回声结节，边界清楚

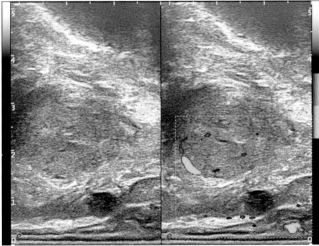

图2-125 左侧外周带实性结内无血流信号显示

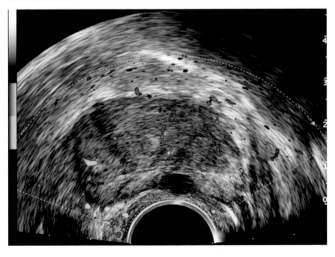

图2-126 横切面，CDFI示结节内无血流信号

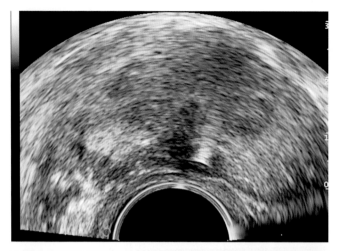

图2-127　超声引导下结节靶点穿
　　　　　刺术

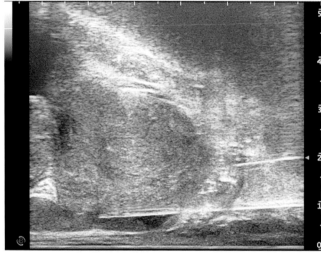

图2-128　清楚显示进针动态过程

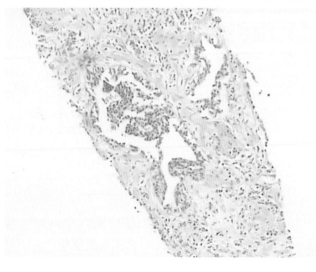

图2-129　病理示前列腺增生结节，
　　　　　中性粒细胞侵入腺泡腔

（五）鉴别诊断

　　本病应该与前列腺增生相鉴别，特别是与前列腺增生结节相鉴别。前列腺癌患者的血液检查PSA为高于4ng/mL或更高。

（六）临床价值

　　超声检查直接诊断前列腺癌有难度也有风险，需要结合病史及临床各项指标。对诊断困难时采取"经直肠双平面超声引导下经会阴前列腺穿刺组织学活检术"，是确诊前列腺癌的金标准。对于超声高度怀疑前列腺癌或前列腺外周带确切的癌结节时，在常规使用的12/16针穿刺法外，使用靶点穿刺法来确诊前列腺癌，这样减少穿刺针数，减轻患者痛苦，减少并发症发生率。

参考文献

[1] Uemura H, Sano F, Nomiya A, et al. Usefulness of perflubutane microbubble—enhanced ultrasound in imaging and detection of prostate cancer: phase Ⅱ multicenter clinical trial. World J uml, 2013, 31 (5): 1123.

[2] 中华医学会泌尿外科学分会前列腺癌联盟. 中国前列腺癌早期诊断专家共识. 中华泌尿外科杂志, 2015, 36 (8): 561-564.

[3] 刘吉斌. 现代介入性超声诊断与治疗. 北京: 科学技术文献出版社, 2004.

[4] 林洁, 郭道宁. 经直肠超声在前列腺癌诊断和治疗中的应用进展. 临床超声医学杂志, 2011, 13 (4): 254-257.

[5] 张帆, 汪维, 郭宏骞, 等. 超声造影在前列腺癌诊断治疗中的研究进展. 临床泌尿外科杂志, 2010, 25 (11): 873-876.

[6] 王伟. 2018年欧洲泌尿外科学会年会前列腺癌研究亮点. 中华泌尿外科杂志, 2018, 39 (4): 243-244.

（陈吉东）

第三章　胃肠道疾病

03
Chapter

第一节　结直肠肛门肿瘤

一、结肠癌

（一）病因学

随着生活方式的改变，结肠癌（colon carcinoma）发病率逐渐升高，是全球第四大致死性肿瘤。男性发病率高于女性（比值约1.4∶1）。主要致癌因素包括吸烟、食用红肉和加工肉类、饮酒、糖尿病、低运动量以及肥胖（高BMI），此外，亦高发于Lynch综合征（又称为遗传性非息肉病性结直肠癌，HNPCC）和家族性腺瘤性息肉病（FAP），具有家族聚集和遗传易感性。

（二）病理解剖和病理生理

结肠癌的大体肉眼分型为肿块型、浸润型和溃疡型。组织学分型如下。

（1）腺癌　约占四分之三，镜下显示不同程度的腺样结构穿过黏膜肌层侵袭黏膜下层。

（2）黏液癌　镜下显示癌组织内出现大量黏液（多于肿瘤的50%），分化低，预后较腺癌差。

（3）未分化癌　镜下显示细胞弥漫成片或呈团块状，无管状结构或鳞状上皮巢，分化很低，预后最差。

（三）临床表现

大便习惯改变，如大便次数增加、变稀，往往伴有血便。病灶较大或缩窄型肠癌易发生肠梗阻，伴有腹痛，可扪及腹部包块。结肠癌易发生淋巴结转移及远处转移，以肝、肺多见。

（四）典型病例超声图像特征及诊断要点

病史：男，60岁，左下腹疼痛不适1年余，无腹胀、呕吐、血便及发热。

体征：左下腹轻压痛，未扪及明显包块。

其他医学影像：MRI提示降结肠肠壁增厚，考虑结肠癌，侵犯左肾筋膜及邻近腹膜。

实验室检测结果：实验室肿瘤标志物CEA、CA19-9、AFP均无异常。

手术及病理：行"左半结肠切除术，恶性肿瘤腔内灌注术，肾周脂肪囊部分切除术"，病理提示降结肠中至低分化腺癌，侵犯肠壁浆膜层（pT4a），肾周脂肪囊外侧结缔组织未见癌。

超声诊断：左下腹可探及结肠肠壁不均匀增厚，侵犯肠壁全层，与左侧肾周脂肪囊分界欠清。

超声诊断要点：结肠肿瘤常表现为"假肾征"，即肿瘤所累及肠管管壁显著增厚，呈低回声实性肿块，肠腔内可见气体回声，整体类似肾脏结构，但无肾锥体、肾盂、肾盏及肾门脉管结构。彩超可显示实性低回声肿物内不规则血流信号，但不能探及肾门动静脉及肾实质树枝状血流信号。双侧肾脏可于正常部分清晰显示。见图3-1～图3-5。

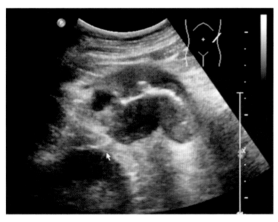

图3-1 经腹部超声扫查，降结肠肿物呈"假肾征"，肠壁层次结构显示不清

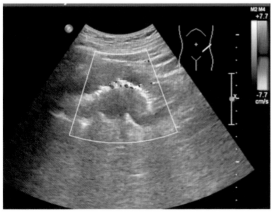

图3-2 彩色多普勒示肿物实性部分少许点状血流信号，未见肾门动静脉及肾实质树枝状血供

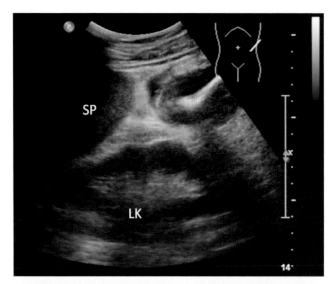

图 3-3　降结肠肿物毗邻脾脏和正常
　　　　左肾

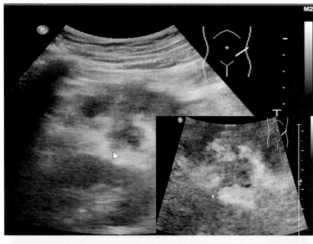

图 3-4　箭头示病灶与左肾脂肪囊关
　　　　系密切，局部放大可见病灶
　　　　可疑侵犯浆膜层，局部呈条
　　　　索样向肾周脂肪囊延伸

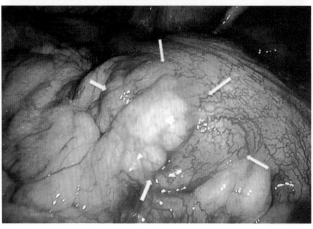

图 3-5　术中所见，箭头示结肠肿物

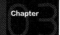

（五）鉴别诊断

（1）肠结核　超声多表现为受累肠壁增厚肿胀，血流信号增多，与周边肠管粘连，可呈"洋葱皮样"，回声杂乱伴不规则强回声。可伴有腹水及肠系膜淋巴结肿大。

（2）克罗恩病　好发于回肠末端及回盲部，超声表现为病变肠壁节段性增厚，多以黏膜下层和肌层增厚为主，肠壁层次结构可存在或模糊不清，血流信号增多。病变肠壁可伴发溃疡、瘘管、肠管狭窄，常伴腹腔脓肿或炎症包块。

（3）异位肾　异位侧肾窝空虚，无正常肾动静脉显示。可于盆腔、脊柱前探及肾脏回声，肾脏实质及集合系统结构清晰，彩色多普勒可显示肾门及实质典型血供特点。

（六）临床价值

经腹部超声可探及部分结肠癌病变，对于病灶的大小、位置、肠腔狭窄程度及其与邻近结构关系进行观察，发现病变后切换高频探头可对肿物浸润深度进行初步判断。此外，经腹部超声可对肠系膜淋巴结肿大、腹腔积液等进行提示，有助于临床全面评估病情。

二、直肠癌

（一）病因学

直肠癌（rectal carcinoma）是消化道最常见的恶性肿瘤之一，其发病与社会环境、饮食习惯、遗传因素等有关。目前基本公认的高危因素是动物脂肪和蛋白质摄入过高、植物纤维摄入不足。

（二）病理解剖和病理生理

大体分型分为肿块型、浸润型、溃疡型三型。组织学分三类。

（1）腺癌　主要是柱状细胞、黏液分泌细胞和未分化细胞。

（2）腺鳞癌　亦称腺棘细胞癌，肿瘤由腺癌细胞和鳞癌细胞构成。主要见于直肠下段和肛管，较少见。

（3）未分化癌　癌细胞弥漫呈片状或团状，不形成腺管状结构，细胞排列无规律，癌细胞较小，形态较一致，预后差。

（三）临床表现

排便习惯改变，以便频、腹泻或便秘为主，有时腹泻和便秘交替、里急后重、肛门坠胀，并常有腹部隐痛。血便，一般出血量不多，间歇性出现，有时伴黏液血便。可伴贫血、消瘦、乏力等全身症状。

（四）典型病例超声图像特征及诊断要点

正常肠壁层次及经直肠腔内超声肠壁层次示意见图3-6。

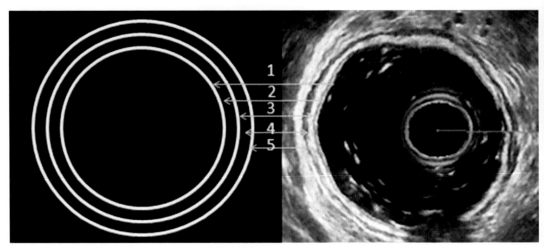

图3-6　正常肠壁层次及经直肠腔内超声肠壁层次示意

1高回声—肠腔黏膜表层与探头之间的界面；2低回声—黏膜层和黏膜肌层；3高回声—黏膜下层；4低回声—固有肌层；5高回声—浆膜层或肌层与肠周脂肪层的界面

病史：男，68岁，大便带血半年余，肠镜检查入肛5cm见直肠巨大肿瘤，活检病理提示高分化腺癌。

直肠指检：入肛5cm触及直肠巨大肿物，出指指套血染。

其他医学影像：MRI提示直肠中段肠壁增厚，考虑直肠癌（T3a）；直肠系膜内淋巴结影，转移性淋巴结待排。

实验室检测结果：实验室检查及肿瘤标志物CEA、CA19-9未见异常。

手术及病理：新辅助治疗后行直肠癌Dixon术，术后病理提示病灶区纤维组织增生伴炎症细胞浸润，符合治疗后改变。直肠系膜内淋巴结未见癌。

超声诊断：直肠前壁实性占位性病变，考虑直肠癌侵犯肠壁全层（uT3a）。直肠系膜内淋巴结影，未除外转移。

超声诊查要点如下。

① 病变下缘距肛缘距离（cm）、肿瘤方位、大小、浸润肠壁深度及层次、与直肠系膜筋膜距离（cm）。

② 直肠系膜内淋巴结大小及数目。

③ 肿瘤与周边脏器的关系：如膀胱、前列腺、精囊腺、子宫、阴道等；下段直肠肿瘤需观察有无侵犯肛管内外括约及肛提肌，上段直肠肿瘤需观察有无侵犯腹膜反折。见图3-7 ～图3-11。

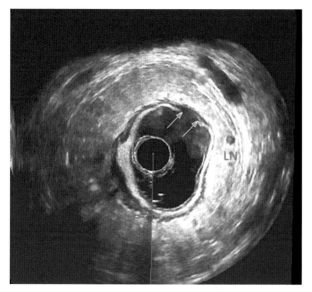

图3-7 经直肠腔内超声显示距肛门5cm直肠前壁低回声病变，约占据1/2肠周，侵犯肠壁全层（箭头所示黏膜下层高回声带、固有肌层低回声带及直肠与肠周脂肪组织的高回声界面连续性中断）。直肠肿物旁系膜内可见淋巴结声像（LN）

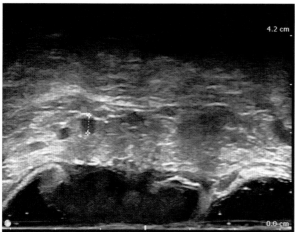

图3-8 经直肠腔内高频超声（12MHz）显示肿瘤上下累及范围、肠壁浸润深度及肠周淋巴结

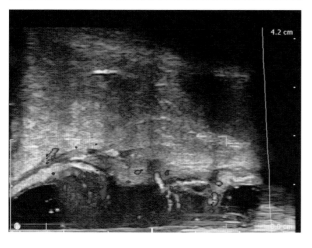

图3-9 彩色多普勒显示病灶内丰富血流信号

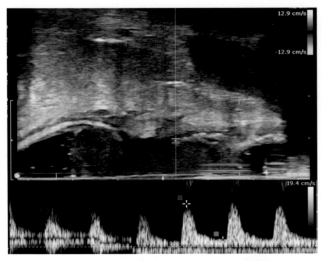

图3-10 脉冲多普勒探及病灶内动脉频谱

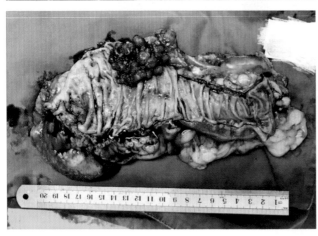

图3-11 术后大体标本，病灶呈菜花样隆起

（五）鉴别诊断

（1）腺瘤 可单发或多发，为黏膜层和黏膜肌层向肠腔隆起性病变，呈类圆形，带蒂或宽基底，病变基底部区域肠壁黏膜下层、肌层和浆膜层清晰，连续性好。肿物血流多由基底部向内呈树枝状分布。

（2）痔 肛柱附近低回声隆起，多呈现迂曲扩张血窦样结构，彩色多普勒可显示病灶内红蓝相间的血流信号。

（六）临床价值

经直肠腔内超声，特别是高分辨率三维超声，可以清晰显示直肠壁五层结构，评估直肠癌距肛缘距离、方位、浸润层次及其与周边脏器及肠周系膜筋膜的关系，是直肠癌术前TN分期的有力武器，为临床制定个体化治疗方案提供重要依据。

三、肛管癌

（一）病因学

肛管癌（anal carcinoma）是较为少见的消化系统肿瘤，在结直肠肛门肿瘤中所占的比例为2%～4%。人乳头状瘤病毒（HPV）与肛管鳞癌发生关系密切，特别是HPV-16及HPV-18亚型。性行为异常包括肛交及性伴侣数量增加也是肛管癌的高危因素。其他重要的危险因素包括人类免疫缺陷病毒（HIV）感染、移植受者免疫抑制、吸烟、长期慢性刺激如肛瘘、湿疣等。

（二）病理解剖和病理生理

肛管癌以鳞状细胞癌最多见，约占80%以上。按细胞分化程度分为高、中、低分化癌，可伴角质化或非角质化。腺癌较少见，非上皮细胞肿瘤（如肉瘤、淋巴瘤等）和恶性黑色素瘤发病率极低。肿瘤局部浸润可侵犯肛门括约肌、阴道及膀胱，较易发生淋巴结转移，以腹股沟淋巴结转移常见。

（三）临床表现

肛门疼痛、瘙痒并伴有分泌物。大便习惯改变如排粪次数增加，常伴里急后重或排便不尽感。大便变形、变细并常带有黏液或脓血。常伴有一侧或双侧腹股沟淋巴结肿大。

（四）典型病例超声图像特征及诊断要点

病史：女，71岁，便秘2年，每2～3天一次，一年前出现便中带血，大便成形、变细。

体征：肛查入肛2cm处，肛管左侧壁可触及一肿块，约占肛管半周，质硬，指套未带血。

其他医学影像：肠镜检查距肛门2cm见环肛管半周肿物，表面溃烂，触之易出血，考虑肛管癌。

实验室检测结果：CEA 11.95ng/mL，CA19-9 140 U/mL。

手术及病理：新辅助治疗后行腹腔镜Miles术＋左侧腹股沟淋巴结清扫术。术后大体病理镜检为中至低分化鳞状细胞癌，可见脉管内癌栓，未见明确神经束侵犯；肛周皮肤未见癌累及。腹股沟淋巴结4枚，2枚见鳞状细胞癌转移。肠旁淋巴结未见癌。

超声诊断：直肠肛管实性肿物，侵犯肠壁全层，左侧壁肛门内括约肌及联合纵肌受累及。左侧腹股沟多发淋巴结肿大，考虑转移性淋巴结。见图3-12～图3-15。

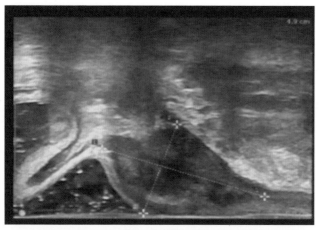

图 3-12　经直肠腔内高频超声显示肛管低回声肿物

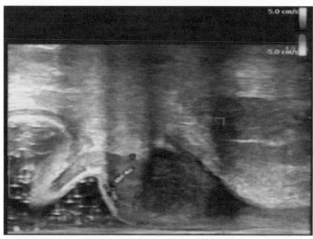

图 3-13　彩色多普勒显示病灶内条状血流信号

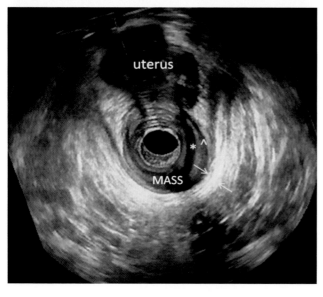

图 3-14　经直肠腔内超声肛管横断面显示肛管左后壁低回声肿物，肛门内括约肌（＊）和联合纵肌（∧）受累及，肛提肌（箭头之间）与肿瘤分界尚清

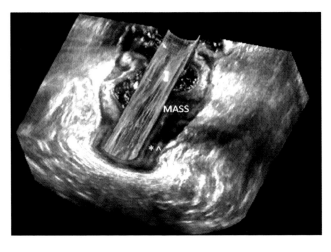

图3-15 经直肠三维超声肛管冠状
面显示肛管左侧壁低回声
肿物，肛门内括约肌（＊）
和联合纵肌（∧）受累及

超声诊查要点：① 肿瘤下缘距肛缘距离（mm）、方位、大小、浸润深度及层次，对下段直肠肠壁、肛门内外括约肌、肛提肌及肛周皮肤有无侵犯。

② 直肠系膜内淋巴结大小、数目；双侧腹股沟区有无淋巴结转移。

③ 周边邻近脏器如膀胱、前列腺、精囊腺、子宫、阴道等有无侵犯。

（五）鉴别诊断

（1）直肠癌 下段直肠癌侵犯肛管时难以鉴别，肿瘤中央位置常常在齿状线附近，肿瘤以侵犯肠壁为主，向下延伸至肛管。

（2）肛瘘 多可在肛周皮肤探及瘘管外口，沿瘘管扫查可见走行弯曲的低回声管道样结构，并可见瘘管与直肠相通，但内口位置高低不一。常伴有肛周脓肿，局部疼痛明显。

（3）痔疮 肛柱附近低回声隆起性病变，以肛管黏膜层增厚明显，其内可见迂曲扩张的血窦样结构。彩色多普勒可显示病灶内红蓝相间的血流信号。

（六）临床价值

经直肠腔内超声可清晰显示直肠、肛管、肛门内外括约肌及肛提肌结构，可有效判断病灶位置、方向、大小及对周边组织的浸润情况。浅表高频超声扫查同时有助于腹股沟区淋巴结转移的诊断，超声引导下穿刺活检更可协助对淋巴结提供病理诊断，对肛管癌的诊断和治疗具有重要价值。

四、间质瘤

（一）病因学

间质瘤（gastrointestinal stromal tumor，GIST）是一类起源于胃肠道间叶组织的

肿瘤，发病率约1/100000，男性稍多于女性，发病中位年龄为60～65岁，儿童罕见。GIST可发生于消化道的任何部位，其中以胃原发多见，占50%～70%；其次是小肠，占20%～30%；结直肠占10%～20%；食管约占6%；肠系膜、网膜及腹腔后罕见。

（二）病理和病理生理

GIST肿瘤大小可从直径数毫米到数十厘米不等，大体多呈结节状或分叶状，多无完整包膜，偶可见假包膜，切面呈灰白色或红色，质韧，体积大的肿瘤可以伴随囊性变、坏死和局灶性出血。组织学上依据瘤细胞的形态可将GIST分为三大类：梭形细胞型（70%）、上皮样细胞型（20%）及梭形细胞-上皮样细胞混合型（10%）。GIST的病理学诊断基于形态学观察和免疫组化染色，CD117、DOG1和CD34是GIST常用的免疫组化标志物。肿瘤大小及核分裂象计数被用于评估GIST的恶性潜能。

（三）临床表现

GIST的主要症状取决于肿瘤的大小和位置，通常缺乏特异性。患者早期多无自觉症状，随着肿瘤增大，常见症状有消化道出血、腹痛、吞咽困难、腹部包块及胃肠道梗阻等，病程常达数年。腹腔播散可出现腹水，远处转移以肝转移常见。恶性GIST可有体重减轻、发热等症状。大多数GIST是散发的，近5%为遗传性家族性或特发性多瘤综合征的一部分，包括神经纤维瘤病（NF-1）、Carney三联征（GIST、肺软骨瘤和副神经节瘤）以及Carney-Stratakis综合征（常染色体显性遗传，多灶性GIST并副神经节瘤）。

（四）典型病例超声图像特征及诊断要点

病史：女，31岁，无自觉症状，体检发现盆腔占位1个月。

体征：直肠指检于距肛门5cm右侧肠壁触及一肿物，表面光滑，活动度尚好。

其他医学影像：MRI提示子宫直肠间隙实性肿物，考虑间质瘤可能。

实验室检测结果：实验室检查及肿瘤标志物未见异常。

手术及病理：超声引导下穿刺活检，病理提示梭形细胞肿瘤，免疫组化诊断为胃肠间质瘤。核分裂象为2/24HPF。免疫组化：CD34（+），CD117（+），DOG1（+），SMA（+），Ki67（2%+）。服用格列卫治疗后行Dixon术。

超声诊断：直肠右侧壁实性占位，考虑间质瘤声像。

超声诊查要点：① 肿物来源于肠壁，多位于固有肌层，大小从几毫米至数十厘米不等，圆形或类圆形，边界清楚，突向腔内或腔外。肿块内部回声中等偏低，不均匀，较大的肿块内部有液性暗区，偶可见强回声钙化灶。

② 彩色多普勒显示肿瘤实性部分内血流信号较丰富，阻力指数RI为0.6～0.8。见图3-16～图3-20。

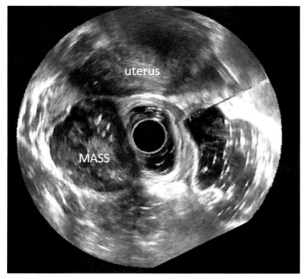

图3-16　经直肠腔内超声显示直肠右
　　　　侧壁8 ～ 11点方向实性病灶，
　　　　向肠腔外突出，与子宫相邻

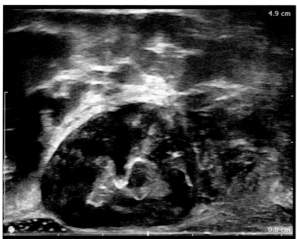

图3-17　经直肠高频超声（12MHz）
　　　　显示肠壁内实性低回声肿物，
　　　　向肠腔外生长，边界清，椭圆
　　　　形，似有包膜，内部回声不均
　　　　匀，可见不规则液性暗区及强
　　　　回声斑

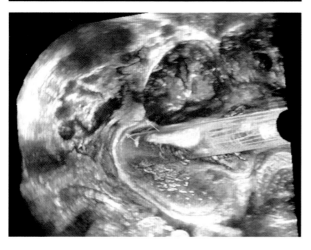

图3-18　经直肠三维超声渲染模式显
　　　　示肠壁黏膜层连续性尚好，病
　　　　灶起源于固有肌层（黄色箭头
　　　　所示）

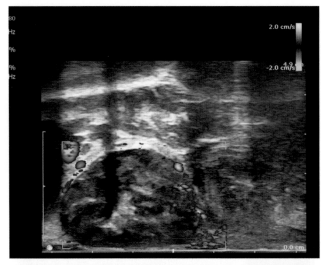

图3-19　彩色多普勒提示病灶边缘区域条状及短棒状血流信号

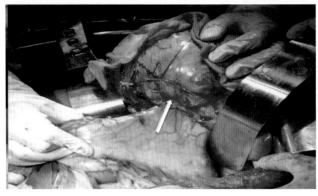

图3-20　术中照片，箭头示剥离中的间质瘤

（五）鉴别诊断

（1）结肠癌　肿瘤多呈"假肾征"，周边为实质性低回声，似肾皮质，中心肠腔内气体为强回声。肠壁结构因肿瘤浸润层次分界不清，肿物可向肠腔凸出，呈团块或菜花状，亦可向肠外生长侵犯周边脏器。患者常有血便、肠梗阻、体重减轻等症状。

（2）腺瘤　可单发或多发，为黏膜及黏膜肌层向肠腔内凸起性病变，草莓或桑葚状，带蒂或宽基底，肿瘤区肠壁黏膜下层、肌层和浆膜层清晰，连续性好。

（3）平滑肌瘤　发生于肠壁内，以肌壁间多见，其肌层低回声连续性中断，黏膜层及浆膜层完整，与间质瘤鉴别困难。

（六）临床价值

经腹部或经直肠腔内超声有助于判断病灶起源部位、大小、侵犯肠壁层次，有无侵犯邻近脏器及淋巴结转移。超声引导下穿刺活检可协助临床获得病理诊断，指导治疗方案。

参考文献

[1] Benson A B, 3rd, Venook A P, Al-Hawary M M, et al. NCCN Guidelines Insights: Colon Cancer. J Natl Compr Canc Netw, 2018, Version 2, 16: 359-369.

[2] Labianca R, Nordlinger B, Beretta G D, et al, Early colon cancer: ESMO Clinical Practice Guidelines for diagnosis, treatment and follow-up. Ann Oncol, 2013, 24 Suppl 6: vi64-72.

[3] Bracale U, Sodo M, Merola G, Di Salvo E. Reply to Early colon cancer: ESMO Clinical Practice Guidelines for diagnosis, treatment and follow-up. ESMO, 2016, Open 1: e000110.

[4] 周永昌, 郭万学. 超声医学. 第6版. 北京: 人民军医出版社, 2012.

[5] Glynne-Jones R, Wyrwicz L, Tiret E, et al. Rectal cancer: ESMO Clinical Practice Guidelines for diagnosis, treatment and follow-up. Ann Oncol, 2018.

[6] Benson A B, 3rd, Venook A P, Al-Hawary M M, et al Rectal Cancer, Version 2. 2018, NCCN Clinical Practice Guidelines in Oncology. J Natl Compr Canc Netw, 2018, 16: 874-901.

[7] Kolev N Y, Tonev A Y, Ignatov V L, et al, The role of 3-D endorectal ultrasound in rectal cancer: our experience. Int Surg, 2014, 99: 106-111.

[8] Glynne-Jones R, Nilsson P J, Aschele C, et al. Anal cancer: ESMO-ESSO-ESTRO Clinical Practice Guidelines for diagnosis, treatment and follow-up. Ann Oncol, 2014, 25 Suppl 3: iii10-20.

[9] Johnson N, Pellino G, Simillis C, et al, Discrepancies between NCCN and ESMO guidelines in the management of anal cancer: a qualitative review. Updates Surg, 2017, 69: 345-349.

[10] Granata V, Fusco R, Reginelli A, et al. Radiological assessment of anal cancer: an overview and update. Infect Agent Cancer, 2016, 11: 52.

[11] Fletcher C D M, Bridge J A, Hogendoorn P C W, et al. WHO classfication of tumours of soft tissue and bone. 4thed. Lyon: LARC Press, 2013.

[12] 中国胃肠间质瘤诊断治疗共识 (2017年版). 肿瘤综合治疗电子杂志, 2018年第4卷第1期.

[13] Papanikolaou I S, Triantafyllou K, Kourikou A, Rosch T. Endoscopic ultrasonography for gastric submucosal lesions. World J Gastrointest Endosc, 2011, 3: 86-94.

（刘敏 李安华）

第二节 肛周良性疾病

一、肛周脓肿

（一）病因学

粪便感染及肛周皮肤感染是本病的常见原因。其他病因包括血行感染、肠道疾病继发感染以及全身性疾病基础抵抗力低下等。

（二）病理解剖和生理学

当肛门直肠局部病变或全身免疫功能低下时，由于下列致病因素，细菌可侵入肛周组织而发病。

（1）解剖生理因素 肛窦的窦口朝上，窦底下陷，粪便易于存积而不易排出，细菌易于繁殖而发病。

（2）性激素影响 雄激素分泌旺盛可使皮脂腺、肛腺发达，腺液分泌增多，若排泄不畅而淤积，细菌感染则易发病。

（3）排便异常 腹泻及便秘时，肛管皮肤、肛腺及肛窦易受损，细菌易侵入而致病。

（三）临床表现

（1）局部症状 感染处疼痛、肿胀，化脓时可有波动感，破溃流脓后症状可减轻。

（2）全身症状 局限性肛周感染时全身多无明显症状，脓肿范围大、位置深时，可伴全身不适、倦怠、发热等。

（四）典型病例超声图像特征及诊断要点

1.根据肛周脓肿不同病理阶段分期

（1）脓肿形成前期（炎症期） 早期病变区充血水肿，声像图表现为低回声区，类似实性病灶，边界不清，内部回声欠均匀，后方回声轻度增强。病变区触痛明显，探头加压病变无压缩性。周围软组织充血水肿。CDFI示部分病灶内部及周边可探及血流信号（见图3-21）。

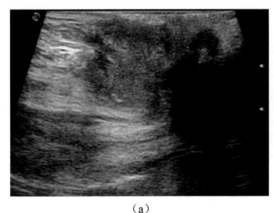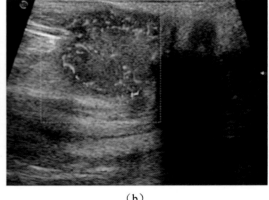

（a）　　　　　　　　　　　　　　　　　（b）

图3-21　肛周脓肿（炎症期）。经肛周高频超声显示病灶为边界欠清的低回声区［（a）］，彩色多普勒显示病灶内见丰富血流信号［（b）］

（2）脓肿形成期　液化坏死形成脓肿后，声像图多表现为边缘相对清晰，壁厚而内壁毛糙的包裹性液性暗区。探头加压脓肿内部可见光点滚动现象。周围软组织肿胀增厚。CDFI示脓肿壁、脓腔分隔以及脓腔周边可探及血流信号，内部已液化部分无血流信号（见图3-22）。

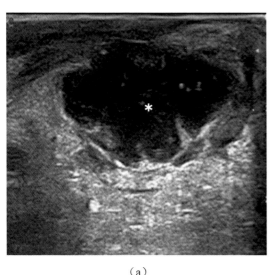

（a）

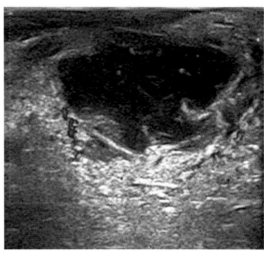

（b）

图3-22　肛周脓肿（脓肿形成期）。经直肠腔内超声显示病灶位于肛门内外括约肌间，炎症累及肛门外括约肌，病灶内部无回声区（*）为脓液[（a）]，彩色多普勒显示病灶周边见丰富血流信号，内部液化区无血流信号[（b）]

（3）脓肿形成后期（慢性期）　部分迁延不愈者可形成肛瘘。少数病灶肉芽组织及纤维瘢痕逐渐形成而愈合，呈片状或不规则低回声区，边界欠清，CDFI示病灶内部及周边血流信号稀少。

2.根据病变部位、深度及范围，参照Eisenhammer等将肛周脓肿分型

（1）皮下或皮内脓肿（Ⅰ型）　脓肿位于肛周皮下软组织内或皮内。

（2）黏膜下脓肿或黏膜皮肤脓肿（Ⅱ型）　脓肿位于肛管黏膜层强回声线下方或自肛门皮下组织向深部蔓延至肛管黏膜下。

（3）低位或高位肌间脓肿（Ⅲ型）　脓肿位于肛周肌间组织间隙距离肛门2cm范围内者为低位肌间脓肿；距离肛门2～5cm区域内者为高位肌间脓肿。

（4）坐骨直肠间隙或盆腔直肠间隙脓肿（Ⅳ型）　脓肿位于坐骨直肠间隙或盆腔直肠间隙。

（5）肛瘘形成（Ⅴ型）　脓肿破溃，形成一个或多个瘘管与黏膜和（或）皮肤相通，瘘管内多呈低回声与混合回声区，瘘口处的黏膜层或皮肤层可见局部连续性中断或局部膨隆改变。

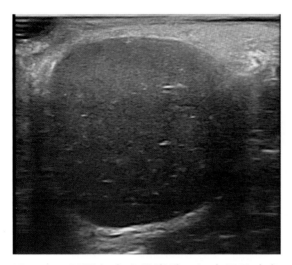

图 3-23　骶尾部表皮样囊肿。经直肠腔内超声显示直肠壁外囊性病变，大小约47mm×41mm，边界清，形态规则，内可见低回声絮状回声及无回声区

（五）鉴别诊断

（1）肛周软组织挫伤或血肿　超声表现为软组织水肿，片状低回声或无回声区，多有外伤或其他病史以资鉴别。

（2）骶尾部表皮样囊肿　超声表现为皮下肿物，紧邻皮肤，囊壁清晰，形态规则，CDFI示内部无血流信号（见图3-23）。

（3）肛管癌　肛管癌多表现为实性低回声肿块，边界不清晰，边缘不规则，无压缩性，肿块较大时内部可出现坏死、液化，声像图表现为小片状无回声区。CDFI示肿块内可见较丰富的血流信号，血流频谱多呈高速高阻动脉血流信号（见图3-24）。

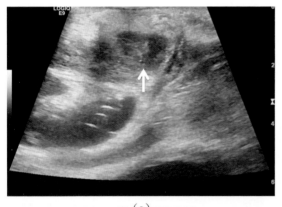
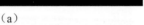

（a）

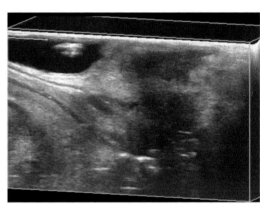

（b）

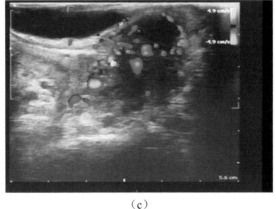

（c）

图 3-24　肛管癌。经肛周[（a）]及经直肠腔内二维超声[（b）]显示自肛缘起，肛管壁局限性增厚，最大径长度约24mm，肿瘤局部突破肛管内外括约肌，彩色多普勒显示病变内部及周围较丰富血流信号[（c）]

（六）临床价值

对于肛周脓肿，可选择经肛周或经直肠腔内进行超声扫查。使用高频线阵探头经肛周进行检查，可显示肛周脓肿的部位、范围、形态、内部回声、有无并发瘘管等。经直肠腔内超声检查能更精确地对脓肿进行定位，准确评价脓肿周围肌层的受侵情况，特别对马蹄形肛周脓肿和合并肛瘘形成的肛周脓肿的辨别具有优势。两者有效结合，为肛周脓肿的准确诊断和鉴别诊断、手术时机的选择、手术方式的拟定提供依据。

二、肛瘘

（一）病因学

70%～80%的病因为肛周脓肿。其他病因包括克罗恩病、溃疡性结肠炎、放线菌病、结核、糖尿病、迁延性阑尾炎或输卵管炎等。

（二）病理解剖和生理学

肛瘘为炎症反复发作形成的肉芽组织性管状结构，由外口、内口、瘘管组成。
根据瘘管位置高低和瘘管多少，可分为低位、高位及单纯性、复杂性肛瘘。
（1）低位肛瘘　瘘管在肛管外括约肌深部以下。
（2）低位单纯性肛瘘　一个瘘管、一个内口和一个外口。
（3）高位肛瘘　瘘管在肛门外括约肌深部以上。
（4）高位单纯性肛瘘　只有一个瘘管，一个内口和一个外口。
（5）高位复杂性肛瘘　多个瘘管和瘘口。
根据瘘管与括约肌关系，Parks分类将肛瘘分4型。
（1）括约肌间型肛瘘　最常见，占55.9%～70.0%，多为低位肛瘘，通常瘘管只穿过内括约肌。
（2）经括约肌肛瘘　占21.3%～25%，瘘管在耻骨直肠肌平面以下横穿内外括约肌达坐骨直肠间隙直至直肠旁软组织。
（3）括约肌上肛瘘　占3.4%～5.0%，瘘管在耻骨直肠肌平面以上穿过肛提肌，然后向下至坐骨直肠间隙开口于肛周皮肤。
（4）括约肌外肛瘘　占1%～2%，肛瘘在耻骨直肠肌平面以上穿肛提肌，走行于耻骨直肠肌和外括约肌的外侧面。多继发于克罗恩病或外伤等。

（三）临床表现

① 外口流脓是主要症状。

② 肛周潮湿、瘙痒不适，外口处可有湿疹。

③ 复杂性瘘管炎症活动范围较广时可有发热、全身不适等。

（四）典型病例超声图像特征及诊断要点

超声观察内容包括：内口及外口位置和数目；瘘管的数目、分支及位置及其走行与括约肌关系；有无合并脓肿及范围。

（1）瘘管　肛周软组织内单条或多条管道状低或无回声区（见图3-25）。CDFI示管道周边可见少许血流信号，管道内无血流信号。

（2）内口　沿瘘管动态扫查，可见瘘管延续方向肛管局部黏膜连续性中断或凹陷或隆起。部分内口周围可见不规则脓肿，范围不一，部分可呈马蹄形环绕肛管（见图3-26），内部可见密集光点回声。CDFI示部分内口周边可见少许血流信号。

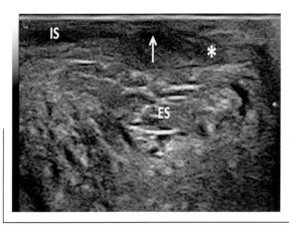

图3-25　低位括约肌间肛瘘，经直肠超声显示肛管括约肌间带状低回声瘘管（＊）及内口（箭头）（IS为肛管内括约肌；ES为肛管外括约肌）

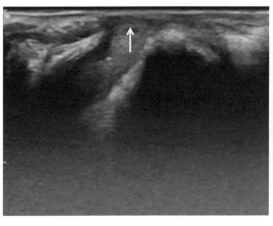

（a）

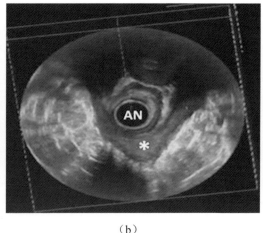

（b）

图3-26　肛瘘合并马蹄形肛周脓肿。[（a）] 经直肠腔内超声显示肛门内括约肌回声中断处为内口（箭头）；[（b）] 经直肠腔内360°环扫显示后马蹄形肛周脓肿（＊）（AN为肛管）

（3）外口　沿瘘管动态扫查，瘘管延续方向可见肛周局部皮肤连续性中断。肛周软组织水肿、增厚，部分可伴有肛周脓肿形成。

（五）鉴别诊断

与藏毛窦鉴别：藏毛窦病灶只有外口，纵向深度较浅，多向颅侧纵向走行，部分病例可向肛门方向延伸，但窦道盲端未与肛管直肠相连。部分病例可见病灶内含高回声的毛发（见图3-27）。

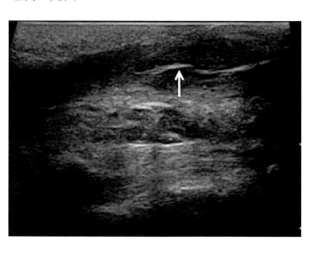

图3-27　藏毛窦。经肛周高频超声显示骶尾部藏毛窦，内见毛发（箭头）

（六）临床价值

肛瘘的检查一般采取先体表再腔内的检查顺序。经体表超声观察瘘管走行及外口。经直肠腔内超声检查肛瘘的部位、瘘管数目、分支及位置、内口及位置、瘘管走行及与括约肌关系等，但对部分高位肛瘘的内口、外口观察有限。经直肠腔内三维超声成像对于分支瘘管的走行及内口的判断优于经直肠腔内双平面成像。

三、痔

（一）病因学

关于痔的病因主要有两种学说。一是静脉曲张学说，认为痔是直肠下段黏膜下和肛管皮肤下的静脉丛淤血、扩张和迂曲所形成的静脉团。二是目前广为接受的肛垫下移学说，认为痔原本是肛管部位正常的解剖结构，即血管垫，是齿状线及以上1.5cm的环状海绵样组织带。只有肛垫组织发生异常或合并有症状时，才能称为痔。痔的诱发因素很多，其中便秘、长期饮酒、进食大量刺激性食物和久坐久立是主要诱因。

（二）病理解剖和生理学

痔按发生部位的不同分为内痔、外痔、混合痔。在齿状线以上的为内痔，是肛垫的支持结构、静脉丛及动静脉吻合支发生病理改变或移位，被覆直肠黏膜。在齿状线以下为外痔，被覆肛管黏膜，可分为结缔组织性外痔、静脉曲张性外痔、血栓性外痔。兼有内痔和外痔的为混合痔，是内痔通过静脉丛与相应的外痔融合，即上、下静脉丛的吻合，混合痔脱出肛门外、呈梅花状时，称为环形痔，若被括约肌嵌顿，形成嵌顿性痔。

（三）临床表现

① 主要表现为无痛、间歇性、便后鲜血，便秘、饮酒或进食刺激性食物后加重。
② 肛门瘙痒。
③ 肛门坠胀感。
④ 痔合并血栓形成、嵌顿、感染时出现疼痛。

（四）典型病例超声图像特征及诊断要点

1.痔的超声评估

痔位于肛管内或肛门口，内部扩张的静脉似血窦，横切面呈多个蜂窝状低回声，彩色多普勒可显示内部有红蓝色相间的血流信号充盈（见图3-28）。含血栓的外痔可见多个蜂窝状低回声中有不规则的高回声。

2.痔疗效的超声评估

经直肠腔内超声可以作为痔疗效评估的一个手段，显示痔术后血流的分布与充盈状

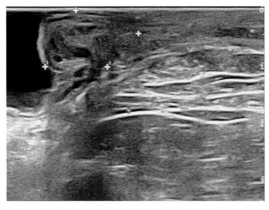
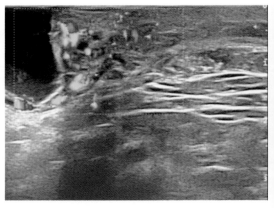

（a）　　　　　　　　　　　　　　　（b）

图3-28　痔。经直肠腔内超声显示肛管内蜂窝状低回声团 [（a）]，彩色多普勒显示痔内部丰富的血流信号 [（b）]

况。在有效的痔切除术、痔动脉结扎术或痔硬化治疗后，应用经直肠腔内彩色多普勒可显示痔核血流量显著减少。

（五）鉴别诊断

（1）肛瘘　当肛瘘的增生外口常紧邻肛缘生长时不易与脱出肛门的痔核辨别。经直肠腔内超声可见肛瘘增生外口呈现一个团状均匀低回声区，与肛周间隙内瘘管的条索影相延续。

（2）黏膜下脓肿　内痔血栓与黏膜下脓肿均可表现为疼痛与黏膜下包块。直肠黏膜下脓肿超声表现为向肠腔内突入的黏膜下低回声团，黏膜形成脓肿的壁，连续性完整，彩色血流可以观察到脓肿壁上血流信号。根据炎症区液化程度和脓液的成分不同，脓肿内部呈低回声或无回声（见图3-29）。

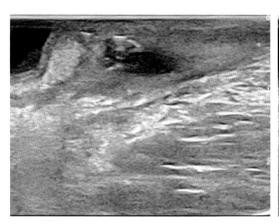
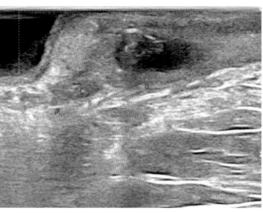

（a）　　　　　　　　　　　　　　　（b）

图3-29　直肠黏膜下脓肿。经直肠腔内超声显示直肠黏膜下混合回声团，向肠腔内突入，内部见液化及气体［（a）］，彩色多普勒显示脓肿周边较丰富血流信号，内部液化无血流信号［（b）］

（六）临床价值

经直肠腔内超声具有软组织空间分辨率高和血流探测敏感的特点，在内痔的探查方面具有一定的价值，对痔血流的评估有助于疗效评估。但由于探头对周围组织的挤压，对痔形态学的观察常受到一定程度的影响。

参考文献

[1]　Vogel J D, Johnson E K, Morris A M, et al. Clinical Practice Guideline for the Management of Anorectal Abscess,

Fistula-in-Ano, and Rectovaginal Fistula. Dis Colon Rectum, 2016, 59, 1117-1133.

[2] 吴长君，刘中宏，章蓓，等. 肛肠超声诊断与解剖图谱. 北京：人民卫生出版社，2012.

[3] Ratto C, Parello A, Donisi L, et al. Assessment of hemorrhoidal artery network using colour duplex imaging and clinical implications.Br J Surg, 2012, 99 (1), 112-118.

（覃 斯 刘广健）

第三节　阑尾疾病

一、阑尾炎

阑尾炎（appendicitis）以急性多见，是外科常见的急腹症。

（一）病因学

（1）梗阻　① 最常见为粪石、食物残渣、寄生虫、异物等造成梗阻，其中粪石梗阻约占1/3；② 阑尾管腔狭窄或粘连；③ 阑尾系膜过短造成阑尾扭曲；④ 阑尾壁内淋巴组织增生或水肿；⑤ 阑尾开口于盲肠部位的附近有病变阻塞阑尾开口，如炎症、息肉、肿瘤、肠套叠等。

（2）感染　常见感染菌群为大肠埃希菌、粪球菌及脆弱类杆菌等。少数患者可继发于其他部位感染，如邻近器官的化脓性感染。

（二）病理生理

阑尾是一端为盲端的管道，当梗阻时管腔内因分泌物积存而压力增高，使管壁黏膜缺血坏死，管腔内细菌侵入受损黏膜引发感染，管腔受阻压力进一步升高至管壁静脉回流及动脉血供受阻使坏死加剧，管壁黏膜小脓肿形成，当炎症发展累及至浆膜层可并发穿孔，可合并有局限性或弥漫性腹膜炎、门静脉炎，此时急性阑尾炎的病理生理改变更为复杂多变。

（三）临床表现

急性阑尾炎的典型症状为转移性右下腹痛、恶心、呕吐和发热等。腹痛多开始于上腹部，6～8h逐渐向下腹转移，最后腹痛固定于右下腹。

（四）典型病例超声特征及诊断要点

疑似阑尾炎患者首先使用普通腹部探头行全腹超声检查，并切换频率为高频线阵探

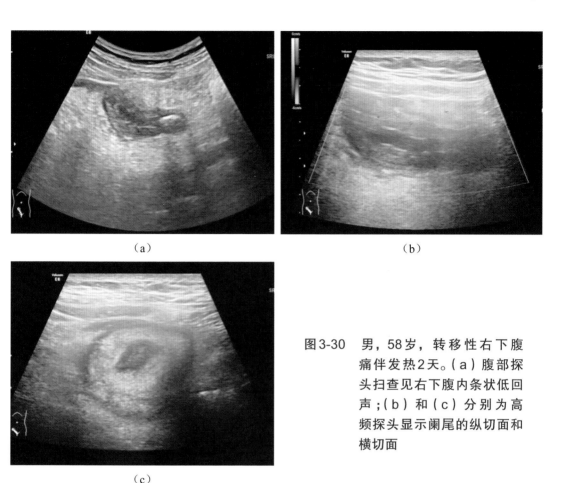

（a）

（b）

（c）

图3-30　男，58岁，转移性右下腹痛伴发热2天。(a)腹部探头扫查见右下腹内条状低回声；(b)和(c)分别为高频探头显示阑尾的纵切面和横切面

头对右下腹压痛处重点检查，详细观察并记录阑尾管径、管腔及周围情况（见图3-30）。

典型阑尾炎特征：阑尾增粗，管径≥6mm，管腔扩张，腔内见粪石等，随病情进展，管壁可不对称性增厚，脓肿形成，周围组织水肿，腹腔内积液。对应各病理类型超声特点如下。

（1）急性单纯性阑尾炎　长轴切面显示阑尾为一盲端的管状结构，短轴切面呈"同心圆"征，直径为6～8mm，管壁呈低回声、稍增厚，层次尚清晰，阑尾腔稍扩张，压迫不易变形，彩色多普勒阑尾管壁可探及少许血流信号（见图3-31）。

（2）急性化脓性阑尾炎　阑尾明显增粗，直径常>10mm，管壁明显肿胀，不对称增厚，呈"双层征"，模糊不清，阑尾腔扩张，内见脓性弱回声光点漂浮，长轴切面似"蚯蚓"状或"手指"状，末端钝圆；短轴切面"同心圆"征象更明显。彩超显示增粗的管壁血流信号明显增多（见图3-32）。

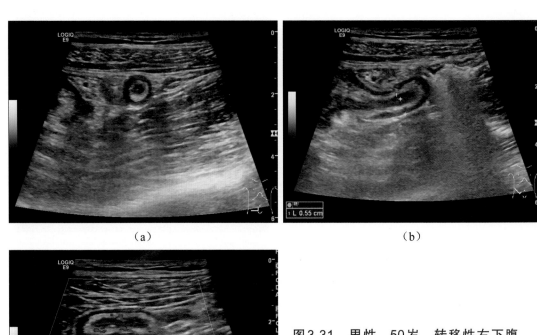

（a）

（b）

（c）

图3-31　男性，50岁，转移性右下腹痛1天。（a）纵切面，阑尾增粗，管壁增厚；（b）横切面，阑尾管壁增厚，呈"同心圆"征；（c）彩色多普勒，管壁见少许血流信号

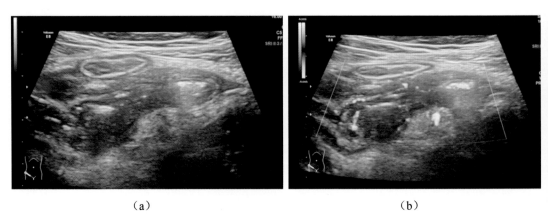

（a）

（b）

图3-32　女，29岁，转移性右下腹痛伴发热5天。（a）超声检查显示阑尾管壁不对称增厚，管腔扩张；（b）阑尾管壁血流信号增多

（3）坏疽性阑尾炎　阑尾明显增粗，管壁形态不规整甚至消失，管腔显著扩张，内部回声混杂，可见脓液和粪石；阑尾周围见局限性积液。阑尾穿孔时，管壁连续性中断，腔内积液与阑尾周围积液相通。当伴有腹膜炎时周围肠管麻痹，可见肠管扩张、积气、积液、蠕动减弱（见图3-33）。

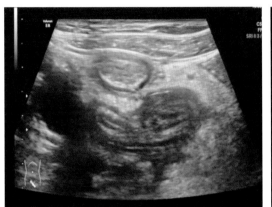
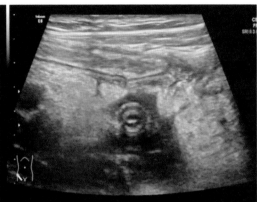
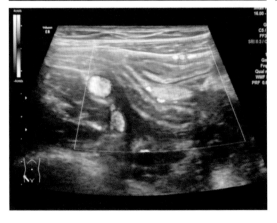

图3-33　女，25岁，右下腹痛伴发热1周，阑尾增粗、管腔明显扩张，局部管壁连续性中断，周围积液，彩超可见增厚的阑尾壁血流信号丰富

（4）阑尾周围脓肿　表现为阑尾区混合回声包块，形态不规则，多数可辨别部分残存阑尾结构，包块边界不清，内部回声杂乱，周边见肠管及大网膜等组织包绕，并可见不规则液性暗区。回盲部肠管壁水肿。阑尾区肠系膜可见肿大淋巴结。脓肿液化形成后可行超声引导下脓腔穿刺引流，有助于脓肿吸收（见图3-34）。

（5）慢性阑尾炎　多由急性阑尾炎未经治疗或治疗不彻底转变而来，因多次反复发作，阑尾与周围组织粘连，长期隐痛或无症状，超声检查可见阑尾位置固定、僵硬，阑尾管壁可稍微增厚，管腔无明显扩张，周围组织可无明显声像图改变（见图3-35）；当急性发作时超声检查与急性阑尾炎类似。

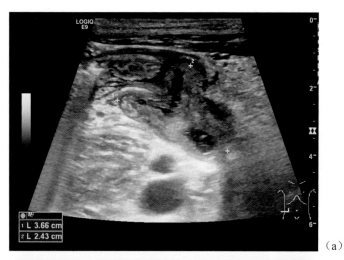

（a）

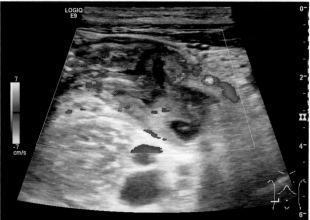

（b）

图3-34 男，55岁，右下腹痛并低热1周。（a）超声检查显示正常阑尾结构消失，右下腹见混合性包块；（b）病灶周围血流信号丰富

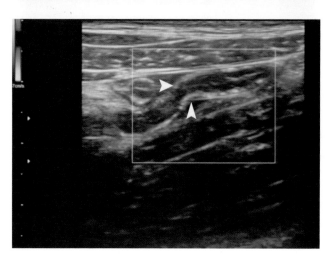

图3-35 女，45岁，近1年反复右下腹隐痛再发1天。超声显示阑尾走行扭曲折叠（箭头），管壁及管腔未见明显异常，超声提示阑尾炎后经手术证实

（6）特殊类型阑尾炎

① 婴幼儿急性阑尾炎：婴幼儿因大网膜发育不全，一旦患病后炎症不易局限，右下腹体征不明显，病情进展快而重，穿孔率高，易出现并发症，需要及早手术。超声作为无创无辐射检查，在婴幼儿急性阑尾炎检查方法时为首选。超声主要表现与成人急性阑尾炎类似（见图3-36）。检查时应与急性淋巴结炎、右侧腹股沟疝等鉴别。

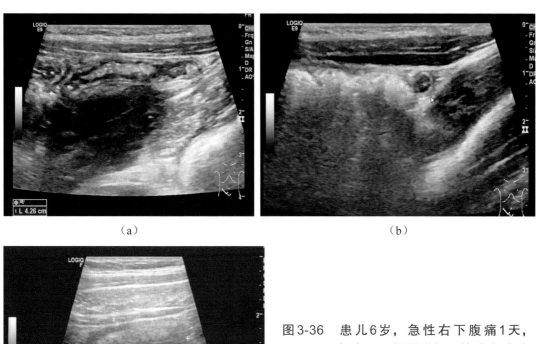

（a）　　　　　　　　　　　（b）

（c）

图3-36　患儿6岁，急性右下腹痛1天，超声显示阑尾增粗，管壁水肿增厚、部分不连续 [（a）]，纵切面呈"手指"状 [（a）]、横切面呈"同心圆"征 [（b）]，管腔扩张不明显，阑尾区见肿大淋巴结 [（c）]。术后病理示急性化脓性阑尾炎

② 妊娠期急性阑尾炎：多发生于妊娠前6个月内。因妊娠致腹壁张力高，腹部压痛、肌紧张不明显，而阑尾坏疽、穿孔发生率较高，感染不易局限，可导致流产、早产或胎儿死亡，故早期诊断是关键。超声检查亦为首选检查方法，应注意阑尾位置随孕周增加而变化。妊娠初期阑尾的位置与非妊娠期相似，其根部在右髂前上棘至脐连线中外1/3处；随妊娠周数增加，盲肠和阑尾的位置向上、向外、向后移位；妊娠3个月末位于髂嵴下两横指，妊娠5个月末达髂嵴水平，妊娠8个月末上升至髂嵴上两横指，妊娠足

月可达胆囊区。盲肠和阑尾在向上移位的同时，阑尾呈逆时针方向旋转，一部分被增大的子宫覆盖。妊娠期阑尾炎超声图像与非孕期相同。

③ 老年人阑尾炎：因老年人对疼痛感觉迟钝、腹肌萎缩等原因，其疼痛不明显，体征不典型，但抵抗力低，发热及白细胞升高不明显，病理改变重。有动脉硬化时，阑尾动脉硬化，易坏疽。亦需要及早诊断。超声检查图像与年轻人类似，但是应注意与回盲部肿瘤鉴别。

（五）鉴别诊断

超声对阑尾炎及有右下腹痛的其他疾病鉴别有重要意义，如输尿管结石、肠系膜淋巴结肿大、肠道肿瘤及女性多种妇科疾病（如异位妊娠、黄体破裂、卵巢囊肿蒂扭转等）。

（1）右侧输尿管结石　右下腹痛常沿输尿管走行区向外阴及大腿内侧放射，如无合并感染不伴发热；尿常规检查可见红细胞；超声显示右侧输尿管扩张、结石、结石以上输尿管及右肾积液。

（2）肠道肿瘤　阑尾周围脓肿需与右半结肠肿瘤鉴别。阑尾周围脓肿多有发热，并腹痛、恶心、呕吐等急性胃肠道病史，超声检查发现右下腹混合性包块，边界不清，回声杂乱，内可见残存的部分肿胀阑尾，探头压之有痛，周围脂肪组织水肿。肠道恶性肿瘤超声表现为实性或混合性包块，多呈偏心性，部分呈"假肾征"等，边界较清晰，内部血供丰富，探头压之可无明显压痛。

（3）急性肠系膜淋巴结炎　多见于儿童，多发生于上呼吸道感染之后，伴高热，疼痛以脐周明显；超声检查见肠系膜根部肿大淋巴结。

（4）右侧输卵管异位妊娠　有停经史、下腹痛，尿/血HCG（+），可伴有阴道出血，超声检查右侧附件区见混合回声包块，经阴道超声检查如发现包块内妊娠囊及胎芽、胎心搏动可确诊，破裂者于盆腔或腹腔内可见游离的积液（积血）。

（5）急性盆腔炎　多为已婚妇女，多在月经前期发病，双侧多见；妇检双侧附件触痛，阴道有脓性分泌物；超声可见肿大的卵巢或输卵管积水及盆腔积液。

（6）右侧卵巢囊肿蒂扭转　有卵巢囊肿病史，突发剧烈腹痛；超声可见右下腹有囊性、实性或混合性包块。

（7）黄体或卵巢滤泡囊肿破裂　发生于月经后2周，无停经史及HCG（—），一般不伴发热；超声检查见附件区囊性或混合性包块及游离性积液，结合病史可诊断。

（六）临床价值

超声检查是急性阑尾炎诊断中有价值的方法，敏感性和特异性可达到90%，可作为儿童、育龄期女性和体型瘦长患者的首选。超声检查易受肠道气体遮挡、肥胖、操作者经验等多种因素影响，部分患者难以直接显示肿大的阑尾。如果临床症状不典型但不能排除阑尾炎可能，超声检查所发现的间接征象也有助于提示阑尾炎诊断，包括阑尾区淋巴结肿大、局限性积液、回盲部肠管壁增厚水肿、超声探头麦氏点压痛及反跳痛等。

二、阑尾肿瘤

（一）病因学及病理生理学

阑尾肿瘤罕见，占胃肠道肿瘤的0.4% ~ 1%，约50%的阑尾肿瘤症状上类似阑尾炎（见图3-37），临床上易误诊，多于急诊手术或外科择期手术中意外发现。

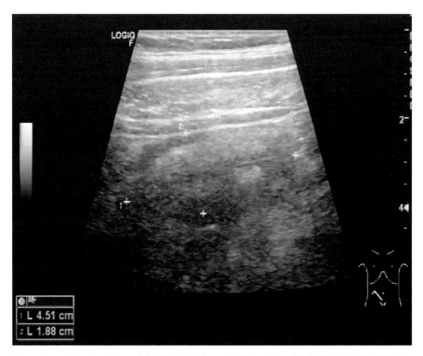

图3-37　男，28岁，右下腹痛半年，再发2天。超声检查示阑尾增粗，管壁增厚；超声诊断为阑尾炎，术后病理示阑尾神经内分泌瘤

（二）临床表现及超声表现

1.阑尾恶性肿瘤

（1）类癌　最常见的阑尾肿瘤，临床表现与急性阑尾炎相似，超声表现也可与阑尾炎相似，易误诊，治疗方式为阑尾单纯切除或右半结肠切除术。

（2）腺癌　起源于阑尾黏膜的腺上皮，分结肠型和黏液型，需行右半结肠切除术。

超声检查右下腹实性包块，边界不清，形态不规则，内可见钙化及液性暗区。

（3）罕见恶性肿瘤　囊腺癌、绒癌和印戒细胞癌等，表现为一般恶性肿瘤的超声特点，实性或混合性包块，边界不清，形态不规则，可见钙化及液化坏死区。

2.阑尾良性肿瘤

包括阑尾黏液性囊肿（见图3-38）和黏液性囊腺瘤（见图3-39），为良性，无特殊症状，当瘤体较大时表现为压迫症状。阑尾呈囊性结构或含有黏液的囊状扩张，肿瘤较小时超声不易检出，当囊肿较大时可见边缘清晰完整的无回声区，可伴压痛。治疗方式为阑尾切除。

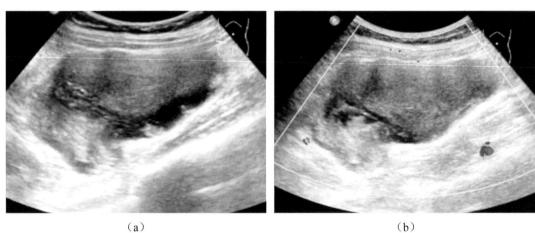

（a）　　　　　　　　　　　　　　（b）

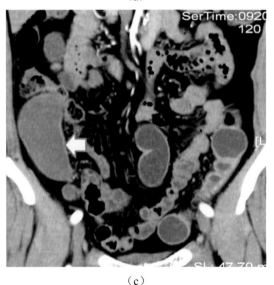

（c）

图3-38　女，61岁，右下腹痛。常规检查超声发现右下腹内巨大混合性包块 [（a）]；边界清晰，彩色多普勒无明显血流信号 [（b）]；CT显示右下腹内边界清晰、边缘完整的囊性病变 [（c）]；术后病理为黏液性囊肿

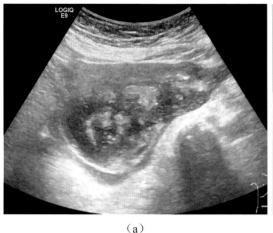

（a）

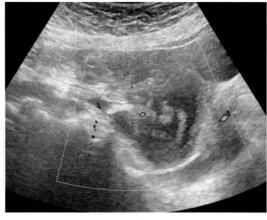

（b）

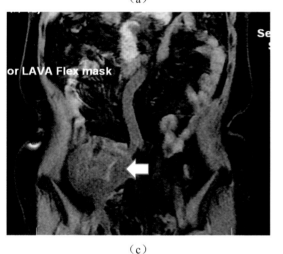

（c）

图3-39　女，57岁，下腹痛数月。超声检查见下腹一巨大混合性包块 [（a）]；边界显示清晰，内回声杂乱，肿瘤内部见少许血流信号 [（b）]；MRI显示右下腹内边界清晰的巨大混合性病变 [（c）]，并可见强化的肿瘤血管；术后病理为黏液性囊腺瘤

参考文献

[1] 周永昌，郭万学，等．超声医学．第6版．北京：科学技术文献出版社，2013．

[2] 吴在德，吴肇汗，等．外科学．第7版．北京：人民卫生出版社，2007．

[3] Papandria D, Goldstein S D, Rhee D, et al. Risk of perforation increases with delay in recognition and surgery for acute appendicitis. Surg Res. 2013, 184 (2): 723-729.

[4] 余俊丽，刘广健，文艳玲，等．超声检查对不同病理类型阑尾炎的诊断价值．中华医学超声杂志 (电子版)，2015，12 (6): 472-477.

[5] Saluja S, Sun T, Mao J, et al. Early versus late surgical management of complicated appendicitis in children: A statewide database analysis with one-year follow-up. Pediatr Surg . 2018, 53 (7): 1339-1344.

（余俊丽　刘广健）

第四节　肠梗阻性疾病

一、肠套叠

（一）病因学

肠套叠为一段肠管套入与其相连的肠腔，是小儿常见的急腹症之一，多见于5岁以下幼儿，可能与肠系膜过长、活动度大等因素有关，饮食改变或腹泻、便秘等导致肠功能紊乱是诱发因素。成人多见于某些肠道器质性病变。

（二）病理解剖和生理学

婴幼儿的肠套叠多为原发性，90%～95%因肠蠕动紊乱、肠系膜过长、回盲部活动度大或感染等引起。由消化道畸形、肿瘤、息肉等导致的为继发性。肠套叠的外管为鞘部，进入肠管内的为套入部。由于肠系膜血管受压，套入部肠管可能发生绞窄、坏死。

（三）临床表现

腹部阵发性绞痛、果酱样便、腹部包块及呕吐、腹胀、发热等肠梗阻表现。

（四）典型病例超声图像特征及诊断要点

超声诊断要点：① 病变肠管横切面呈"同心圆"征或"靶环"征（图3-40）；② 长轴切面呈多层平行的高低相间的回声带，成套筒样（图3-41）；③ 套叠近端肠腔明显扩张（图3-42）；④ 彩色多普勒或超声造影评估肠壁血流状态（图3-43）。

病史：男，63岁，肛门停止排气、排便3天入院。

体征：腹部稍膨隆，肠鸣音可，腹肌稍紧张，无明显压痛、反跳痛。

其他医学影像：胸部X线所见上腹部肠管大量积气、扩张。

实验室检测结果：C反应蛋白升高、白细胞分类中性粒细胞比例增大、低钾血症。

手术和病理：剖腹探查＋部分小肠切除术，术中发现小肠部分套叠；术后病理符合侵袭性B细胞源性淋巴瘤。

（五）鉴别诊断

与结肠癌鉴别：由肿瘤引起肠套叠时，肿瘤多呈环形或半环状突入肠腔，局部狭窄，其近端扩张成漏斗形，应注意探查肠套叠的远端是否有肿瘤的征象。

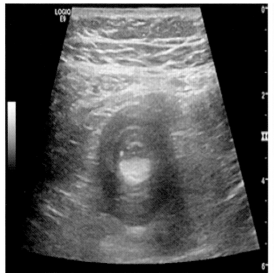

图3-40　横切面：肠管呈"同心圆"征改变

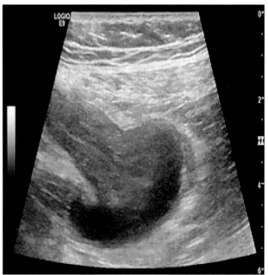

图3-41　长轴切面：肠管呈"套筒"征改变，局部肠壁水肿增厚

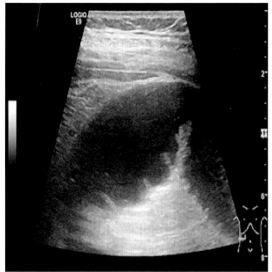

图3-42　套叠近端肠腔明显扩张

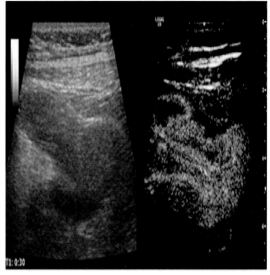

图3-43　超声造影示套叠处肠壁血供

（六）临床价值

超声检查可以显示肠套叠局部的直接图像特征，尤其适用于婴幼儿；在成人，可以通过套叠部位寻找原发病灶，同时密切联系病史及发病诱因，全面综合判断以辅助临床诊断。

二、肠梗阻

（一）病因学

肠内容物不能正常顺利通过肠道，即为肠梗阻，为外科常见的急腹症之一。按病因可以分为三类：机械性肠梗阻、动力性肠梗阻和血运性肠梗阻。机械性肠梗阻因肠腔狭窄肠内容物不能通过而致；动力性肠梗阻因肠壁运动紊乱致麻痹性或痉挛性肠梗阻；血运性肠梗阻为血液循环障碍（肠系膜血管血栓或栓塞）所致。

（二）病理解剖和生理学

急性肠梗阻时梗阻部位以上肠蠕动增强，肠管扩张，肠壁变薄，黏膜可合并溃疡或坏死。梗阻部位以下肠管瘪陷，故梗阻位于扩张与瘪陷肠管的交界处。肠梗阻致腹压上升，膈肌上抬，下腔静脉回流障碍，同时大量液体不能吸收而潴留于肠腔或渗出腹腔。

（三）临床表现

阵发性肠绞痛，高位性肠梗阻患者频繁呕吐胃内容物；低位肠梗阻患者呕吐发生晚，为粪样呕吐物。完全性肠梗阻无排气、排便，腹胀明显。

（四）典型病例超声图像特征及诊断要点

病史：男，27岁，因"发现克罗恩病1年，间断腹痛1周"入院。

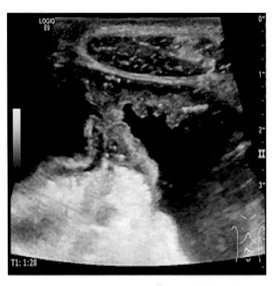

图3-44　超声示肠壁局限性增厚、狭窄

体征：腹平软，未见胃肠蠕动波及肠型，全腹软，右下腹可扪及腹腔包块，直径约3cm，触之轻压痛、无反跳痛。

其他医学影像：CTE小肠造影示克罗恩病活动期可能性大（狭窄非穿透型），第3/4组小肠交界区管腔狭窄并近段扩张。

实验室检测结果：无特殊。

超声诊断：克罗恩病，4组小肠增厚并狭窄（近端扩张）。

超声诊断要点：① 梗阻处肠壁增厚并狭窄（图3-44）；② 梗阻近端肠腔扩张（图3-45）；③ 能量多普勒示狭窄处肠壁血供稀少（图3-46）。

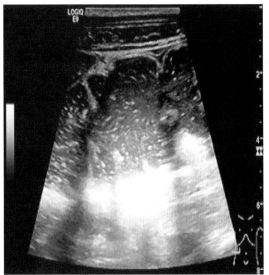
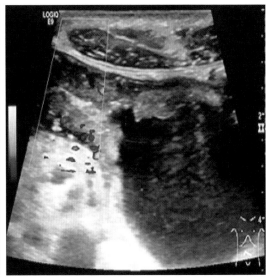

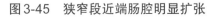

图3-45　狭窄段近端肠腔明显扩张　　　　图3-46　能量多普勒血流图示狭窄处肠壁
　　　　　　　　　　　　　　　　　　　　　　血供丰富，考虑炎性狭窄可能性大

（五）鉴别诊断

肠梗阻为多种疾病的继发改变，在诊断梗阻的同时，需注意原发疾病的评估。

（六）临床价值

超声检查根据不同肠管超声影像特点可大致确定梗阻部位，鉴别肠道肿瘤、炎性狭窄及肠套叠等所致的肠梗阻；观察肠蠕动以鉴别机械性与麻痹性肠梗阻；显示肠系膜血管异常及肠管壁血供情况；动态观察肠梗阻病情变化。以上特点为临床诊治提供更多的诊断信息。

参考文献

[1] Edwards E A, Pigg N, Courtier J, et al. Intussusception: past, present and future. Pediatric Radiology, 2017, 47 (9): 1101-1108.

[2] Applegate K E. Intussusception in children: imaging choices. Semin Roentgenol, 2008, 43 (1): 15-21.

[3] Hollerweger A, Wustner M, Dirks K. Bowel Obstruction: Sonographic Evaluation. Ultraschall Med, 2015, 36 (3): 216-235, 236-238.

（张文静　刘广健）

第五节　炎症性肠病

一、克罗恩病

（一）病因学

本病病因学尚不明确，可能与感染、遗传及环境因素有关。

（二）病理解剖和病理生理

克罗恩病（CD）为贯穿肠壁全层的慢性炎症性改变，病变可累及全消化道，最常发生在末端回肠和右半结肠，病变呈节段性分布，与周围组织分界清晰。病理变化分为急性炎症期、溃疡形成期、狭窄期和瘘管、脓肿形成期。

（三）临床表现

以腹痛、腹泻、肠梗阻为主要消化道症状，可伴随发热、营养障碍等全身状况；还可有葡萄膜炎、关节炎、结节性红斑及硬化性胆管炎等肠外表现。

（四）典型病例超声图像特征及诊断要点

超声图像特征：CD多累及小肠、回盲部和结肠，表现为肠壁全层增厚、血流信号增加，同时易合并瘘管、腹腔脓肿、肠道狭窄及梗阻、肛周病变等并发症。

诊断要点：① 节段性肠壁增厚，主要累及回肠末端；② 肠壁层次可清晰、部分或完全消失；③ 病变肠管蠕动减弱或消失；④ 病变肠管管腔狭窄；⑤ 肠周脂肪爬行，超声下表现为肠壁横断面外包绕的高回声脂肪组织；⑥ 肠周淋巴结增生；⑦ 腹腔脓肿；⑧ 肠瘘。见图3-47～图3-51。

以上改变并非CD特异性超声改变，亦可见于感染性、缺血性、肿瘤性及放射性等原因引起的肠病，然而，当肠壁均匀增厚而且呈跳跃性分布，且累及回盲部为主时，多提示CD诊断可能性大。

（五）鉴别诊断

与肠结核鉴别：超声多表现为受累肠壁增厚肿胀，血流信号增多，与周边肠管粘连，可呈"洋葱皮"样，可伴有腹水及肠系膜淋巴结肿大。

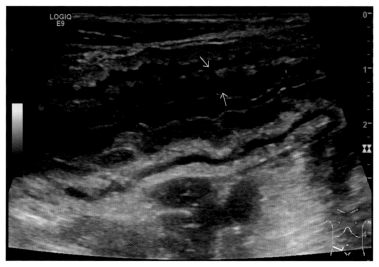

图3-47　男，28岁，确诊克罗恩病。右下腹增厚的回肠以黏膜及黏膜下层增厚为主（↕）

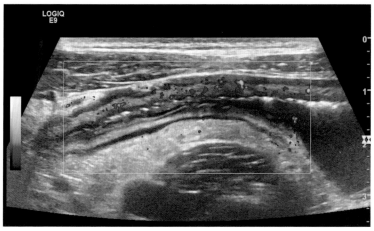

图3-48　男，17岁，确诊克罗恩病。乙状结肠增厚，肠壁血流信号增加

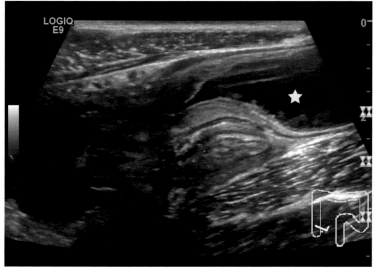

图3-49　男，25岁，确诊克罗恩病，回盲部狭窄，近端肠腔扩张（★）

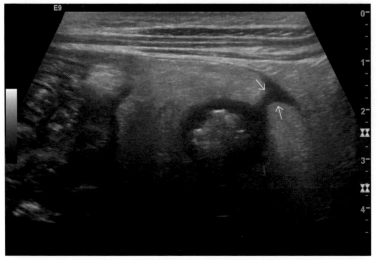

图 3-50　男，19岁，确诊克罗恩病，降结肠横切面，肠周可见高回声脂肪包绕及低回声瘘管（↑）

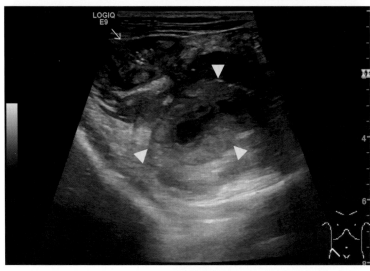

图 3-51　男，21岁，确诊克罗恩病，升结肠横切面（▲），合并肠瘘及肠周脓肿（↑）

（六）临床价值

　　腹部超声检查方便、无创、无放射性、重复操作性强，对CD的病变范围、炎症程度、腹腔并发症及治疗后的随访具有较高价值。

二、肠结核

（一）病因学

　　90%以上肠结核由人型结核分枝杆菌引起，少数由牛型结核分枝杆菌所致。主要经口感染肠道，也可由血行播散或由腹腔内或盆腔内结核病灶直接蔓延引起。

（二）病理解剖及病理生理学

好发于回盲部，本病的病理改变随人体对结核杆菌的免疫力和过敏反应的情况而定。如果人体的过敏反应强，病变以渗出型为主；当感染菌量多，毒力大，可有干酪样坏死，形成溃疡，称为溃疡型肠结核；如果机体免疫状况好，感染较轻，表现为肉芽组织增生，进一步可纤维化，称为增生型肠结核。两者兼有时称为混合型或溃疡增生型肠结核。

（三）临床表现

临床表现不具有特征性，可表现为腹痛、大便习惯改变、腹部包块（多见于增生型肠结核）以及发热、乏力等全身症状。

（四）典型病例超声图像特征及诊断要点

① 肠壁增厚；② 肠壁血流信号增加；③ 肠腔狭窄；④ 肠系膜淋巴结肿大，淋巴门结构常消失；有时内部会伴随钙化、坏死，超声造影表现为淋巴结呈无增强。

22岁男性，反复腹痛7月余，便血2次，消瘦1月余，肠镜示回盲部、升结肠溃疡，病理提示肠结核。见图3-52～图3-54。

（五）鉴别诊断

肠结核的超声改变和克罗恩病十分相似，不易鉴别。节段性病变、瘘管及脓肿的形成是克罗恩病的特征性表现，而很少发生在肠结核。

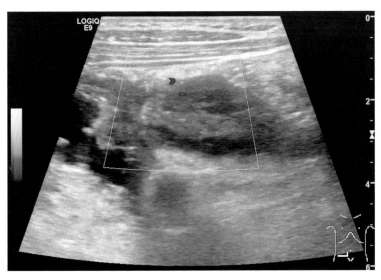

图3-52 超声显示回肠末段肠壁弥漫性增厚

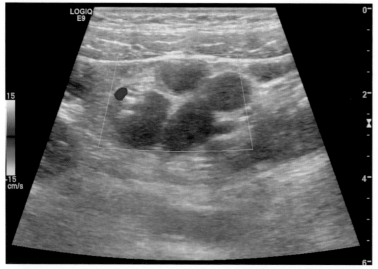

图3-53　右下腹肠系膜多
发淋巴结肿大，
淋巴门消失

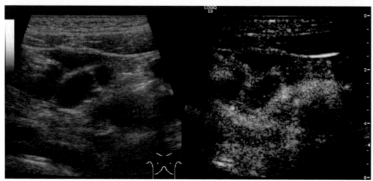

图3-54　超声造影显示肿
大淋巴结无增强，
提示坏死

参考文献

[1]　中华医学会消化病学分会炎症性肠病学组. 炎症性肠病诊断与治疗的共识意见 (2012年·广州). 中华内科杂志,
2012, 51 (10): 818-831.

[2]　陈灏珠, 林果为. 实用内科学. 第13版. 北京: 人民卫生出版社, 2009.

[3]　Quaia E. Contrast-enhanced ultrasound of the small bowel in Crohn's disease. Abdom Imaging, 2013, 38 (5): 1005-
1013.

（程文捷　刘广健）

第六节　放射性肠炎

一、病因学

放射性直肠炎是盆腔恶性肿瘤经放射性治疗后引起的直肠损伤。

二、病理解剖和病理生理

放射性直肠炎的主要病理改变包括闭塞性小动脉炎、黏膜局限性缺血、黏膜下层纤维化及新生异常血管形成，病情进展可造成肠壁进行性缺血、坏死、狭窄，甚至形成脓肿或瘘管，而新生的异常血管是导致患者便血的最主要原因。

三、临床表现

主要临床表现为持续性便血，其他症状包括腹泻、里急后重、大便失禁及肛门疼痛等。根据发病的缓急，一般将放射性直肠炎分为急性放射性直肠炎（acute radiation proctitis，ARP）和慢性放射性直肠炎（chronic radiation proctitis，CRP）两种。ARP症状持续3个月以上，临床上即判断为CRP。

四、典型病例超声图像特征及诊断要点

（1）肠壁厚度和层次　损伤肠壁弥漫性增厚，层次不清，黏膜及黏膜肌层显示不清，黏膜下层及固有肌层不均匀性增厚（见图3-55）。

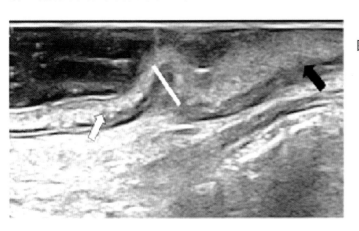

图3-55　CRP病变段肠壁（黑色箭头所示）与正常肠壁（白色箭头所示）分界清楚（白色短线示分界处），表现为肠壁增厚，层次不清，黏膜层显示不清，黏膜下层及固有肌层均匀性增厚

（2）溃疡　经直肠超声检查（endorectal ultrasound，ERUS）显示肠壁黏膜下层或肌层回声连续性中断时，认为有溃疡形成。浅溃疡表现为黏膜下层局限性缺失，但未累及固有肌层；深溃疡表现为黏膜下层连续性中断，固有肌层局限性缺失，未穿透肌层（见图3-56）。

（3）直肠阴道瘘　ERUS显示直肠或阴道壁回声中断并有管道状结构相连通时，考虑有直肠阴道瘘形成。合并有直肠阴道瘘者经耦合剂保留灌肠，耦合剂可充填瘘管使瘘管显示更清楚；对于某些瘘口过小仍显示不清者，可经阴道注入稀释超声对比剂，经会阴观察，有时可以清晰显示瘘管（见图3-57）。

（4）肠壁血流评估　参考炎症性肠病的Limberg分级，可将肠壁血供分为5级：0级，正常肠壁；Ⅰ级，肠壁增厚，无血流显示；Ⅱ级，肠壁增厚并显示点状或短条状血流；Ⅲ级，肠壁增厚并显示长条状血流；Ⅳ级，肠壁增厚，显示异常增多或密集火海样血流信号（见图3-58～图3-61）。

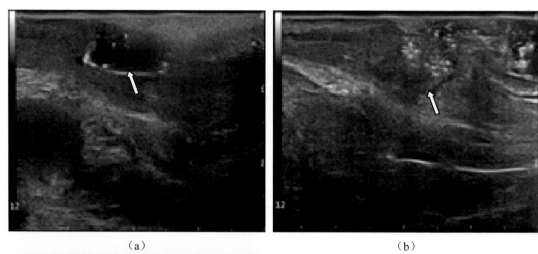

（a）

（b）

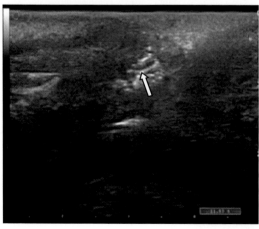

（c）

图3-56 （a）深溃疡（白色箭头）累及固有肌层，但溃疡底部距离肌层与肠周组织界面仍有一段距离；（b）深溃疡（白色箭头）被肠腔内容物填充，受声影影响溃疡底部与肠周脂肪组织分界显示欠清晰；（c）深溃疡（白色箭头）最终穿孔并形成直肠阴道瘘（白色箭头），瘘管被肠腔内容物填充

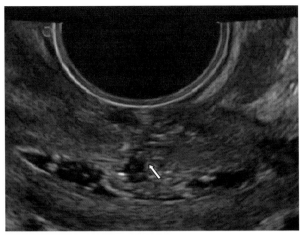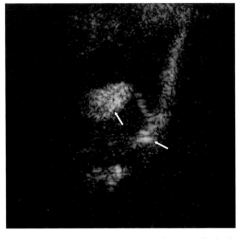

图3-57 （a）61岁宫颈癌放疗后CRP患者，经耦合剂保留灌肠后ERUS显示直肠阴道瘘瘘
口位置（白箭）；（b）56岁宫颈癌放疗后CRP患者，经阴道注入稀释后对比剂，经
会阴使用造影模式观察，清晰显示阴道腔（白箭）、直肠阴道瘘瘘管（红箭）以及
直肠肠腔（黄箭）

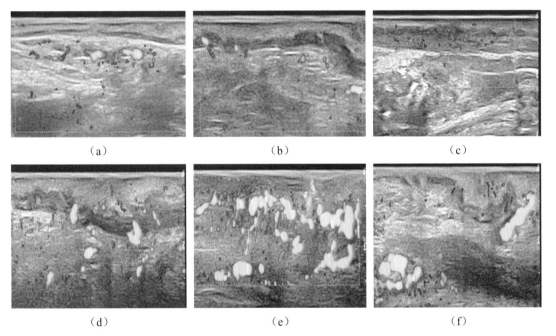

（a） （b） （c）

（d） （e） （f）

图3-58 放射性肠炎肠壁超声Limberg分级：（a）0级，正常肠壁；（b）Ⅰ级，肠壁增厚，
基本无血流信号；（c）Ⅱ级，肠壁增厚，短条样血流信号；（d）Ⅲ级，肠壁增厚，
长条状血流信号；（e）Ⅳ级，肠壁增厚，显示异常增多或密集火海样血流信号；
（f）直肠下段周围组织内增粗的供血血管

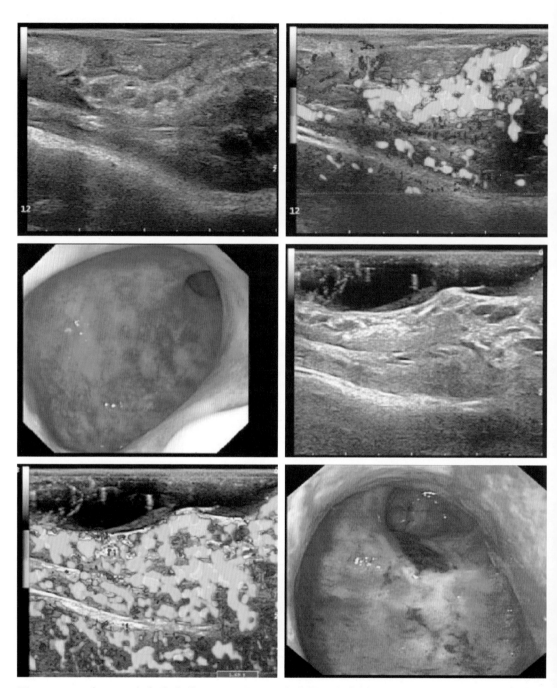

图3-59 67岁CRP患者治疗前ERUS显示肠壁增厚，火海样血流信号，肠镜见多处黏膜充血。氩等离子凝固（APC）治疗后4个月，患者症状无改善，肠壁血供较前更加丰富，且局部肠壁层次不清，肠镜仍可见多发黏膜充血，并可见新鲜血迹

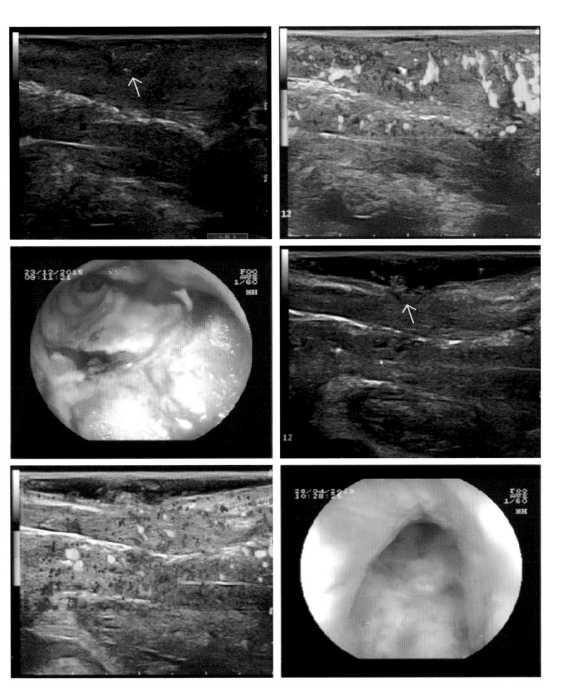

图3-60　63岁CRP患者治疗前ERUS发现一处深溃疡（箭头），局部肠壁层次不清。治疗后6个月复查，溃疡深度明显较前变浅（箭头），周边黏膜下层表现为等回声，肠壁层次清

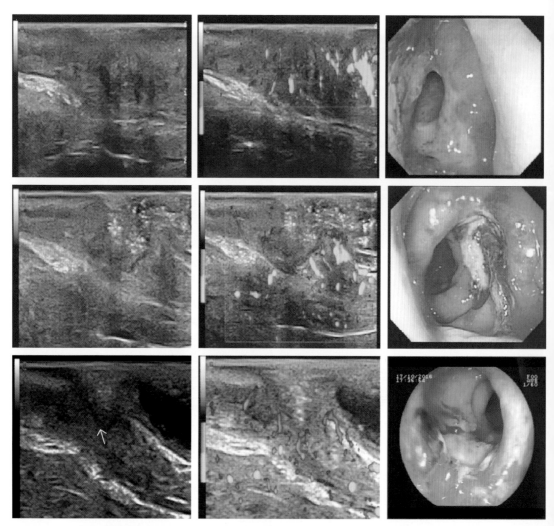

图3-61　53岁宫颈癌放疗后CRP患者首次肠镜检查时直肠前壁溃疡，被白苔覆盖；ERUS显示溃疡所在处肠壁增厚，回声不均，层次不清，CDFI内可见较丰富血流信号。2个月后肠镜检查直肠前壁溃疡，较前加深，被污苔覆盖；ERUS可见肠壁明显溃疡声像（箭头），溃疡底部肠壁分界不清。患者随后接受横结肠造瘘，6个月后肠镜检查直肠前壁溃疡；ERUS可见肠壁明显溃疡声像（箭头），溃疡底部肠壁分界清晰，较前好转

五、鉴别诊断

　　放射性肠炎具有明确的放射治疗病史，病变肠管仅位于放射治疗所累及区域，加之肠壁增厚、血供增多、溃疡等典型表现，往往可明确诊断。

六、临床价值

ERUS可清楚地显示直肠壁的五层结构，有效地观察肠壁黏膜下层、固有肌层以及直肠周围组织的形态学变化，图像特征不但有助于反映CRP的活动程度，并可用于监测溃疡、直肠阴道瘘等并发症的发生和发展。因此，结合肠镜、ERUS表现及临床症状，可以实现对CRP疾病活动程度的全面评估，有助于治疗方案的制定和疗效的评估。ERUS有望成为用于CRP诊断、病情判断、疗效评估以及随访观察的有效检查手段。

参考文献

Wachter S, Gerstner N, Goldner G, et al. Endoscopic scoring of late rectal mucosal damage after conformal radiotherapy for prostatic carcinoma. Radiother Oncol, 2000, 54 (1): 11-19.

（蒋清凌　刘广健）

第七节　先天性胃肠疾病

一、先天性巨结肠症

（一）病因学

先天性巨结肠症（hirschsprung disease，HD）又称肠管无神经节细胞症，是小儿最常见的结肠病变，是由肠壁肌层和黏膜下神经节细胞缺如、稀少或异常所致。病因并不完全清楚，可能与遗传多样性有关，在胚胎早期微环境改变也起到促进作用。

（二）病理解剖和生理学

HD危害较大，患儿可出现胎粪排出时间延长、肠梗阻、便秘症状，生活质量下降，影响患儿进食，与营养不良关系密切。先天性巨结肠可进展变化，病情较严重的患儿可并发穿孔等并发症，及早诊断可提高治愈率。

按HD分型标准，根据结肠痉挛段长度，分为5型：① 常见型，狭窄段多在直肠近端或直肠、乙状结肠交界处，或位于乙状结肠远端；② 短段型，狭窄段位于直肠中下段；③ 长段型，狭窄段位于乙状结肠近端及降结肠；④ 全结肠型，病变累及直肠、全部结肠及回肠末端；⑤ 全胃肠型，病变肠段波及直肠、全部结肠及回肠、空肠，并可累及十二指肠。

（三）临床表现

胎粪排出时间延长、肠梗阻、呕吐、腹胀、便秘；病情较重的患儿可并发穿孔。

（四）典型病例超声图像特征及诊断要点

病史：男，9月，患儿出生后48h无胎粪排出伴喂养后反复出现腹胀，于医院就诊后考虑肛门狭窄，予以扩肛治疗后腹胀缓解，出院后继续扩肛治疗。后患儿腹胀逐渐加重，伴食欲缺乏，偶有肛门自行排便，需要每日肛门开塞露刺激排便，大便为深褐色干结粪块。门诊钡灌肠提示排钡功能延迟。

体征：腹部高度膨隆，见腹壁静脉显露，可见肠型蠕动波。触诊腹肌尚软，未及压痛、反跳痛；肛门指诊进指顺，未及狭窄。直肠空虚，未及粪块，退指指套干洁。

其他医学影像：腹X线平片示肠管普遍充气并明显扩张，提示低位肠梗阻。

实验室检测结果：无特殊。

手术和病理：全麻下行剖腹探查术，术后见结肠痉挛，回肠末段扩张肥厚，行乙状结肠、横结肠、升结肠及回肠扩张肥厚不明显处活检。术中冰冻病理提示乙状结肠、横结肠、升结肠未见神经节细胞，回肠可见神经节细胞，考虑全结肠型巨结肠，行回肠造口术。

超声诊断：先天巨结肠。

超声诊断要点：痉挛段结肠管径<1cm，腔内仅显示细线状或条状气体回声或粪石回声，近端肠管扩张，内径超过3～5cm或以上，最大可达12cm。肠管管壁变薄，肠腔内积粪，积粪程度随病程加重，范围扩大。肠蠕动极其微弱，仅见皱襞末端附着的絮状物及大小不等的点状回声小幅度地飘动。见图3-62～图3-64。

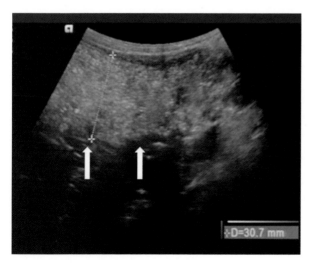

图3-62 回肠末段肠管扩张明显，其内充满大量的粪便（箭头）

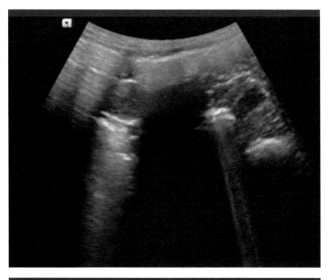

图3-63　瘪陷的肠腔内显示较多细线状气体回声

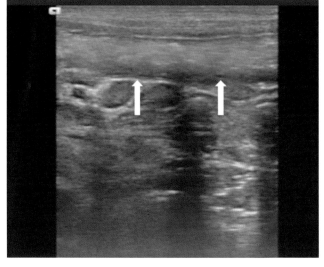

图3-64　结肠走行僵硬，无柔韧性，蠕动消失

（五）鉴别诊断

（1）肛门狭窄　于会阴区肛门部扫查，可见狭窄或闭锁的肛管结构。

（2）全结肠型HD需与小肠闭锁相鉴别　小肠闭锁不仅表现为结肠发育细小，且闭锁远端小肠同样瘪陷，回盲部呈蘑菇样征象。

（六）临床价值

HD较为少见，多有明确的便秘、排便障碍、长期使用泻药史。超声图像特征：近端肠管扩大，内径＞3～5cm，肠腔有积粪不均匀强回声，远段痉挛段结肠管径细小，腔内仅显示条状气体或粪石回声，晚期伴有相应的并发症，对临床确诊有较大意义。

二、先天性肛门直肠畸形

（一）病因学

肛门直肠畸形的发生是胚胎发育障碍的结果，胚胎发育障碍发生越早，肛门畸形的位置就越高，但引起肛门直肠发育障碍的原因尚不清楚。

（二）病理解剖和生理学

绝大多数患儿在正常位置没有肛门。不伴有瘘管的直肠肛管畸形在出生后不久表现为无胎粪排出，腹胀、呕吐；瘘口狭小不能排出胎粪或仅有少量胎粪排出时，患儿喂奶后呕吐，以后可呕吐粪样物，并逐渐腹胀；瘘口较大者，在生后一段时间不出现肠梗阻症状，而在几周至数年逐渐出现排便困难。

（三）临床表现

表现为出生后无胎粪排出，腹胀、呕吐，排便困难；直肠阴道瘘、直肠泌尿系瘘或直肠会阴瘘，气体和粪石从阴道、直肠或瘘管排出。

（四）典型病例超声图像特征及诊断要点

病史：男，3月，患儿家长1周余发现肛门位置异常，比正常位置高，排便时无困难，无便秘、腹胀、腹痛。1天前患儿出现发热，体温最高37.5℃，伴有鼻塞、流涕，无咳嗽。

体征：正常生理位置未见肛门，于会阴部右侧可见一直径约5mm的瘘口，瘘口可见粪便排出。

其他医学影像：无。

实验室检测结果：白细胞计数 9.67×10^9/L，红细胞计数 4.42×10^{12}/L，血红蛋白含量114g/L。

手术和病理：肛门成形术。

超声诊断：先天肛门闭锁；会阴直肠瘘。

超声诊断要点：会阴部扫查，可见直肠下段有少量气体回声，或扩张内充满乳糜样内容物，向下追踪探查可见肠腔中断，直肠盲端与肛门隐窝之间为软组织回声充填；当患儿合并瘘时，可在超声实时监控下通过尿道、阴道及瘘口注入生理盐水或稀释的超声对比剂，可发现瘘管的位置、大小与走行。见图3-65～图3-67。

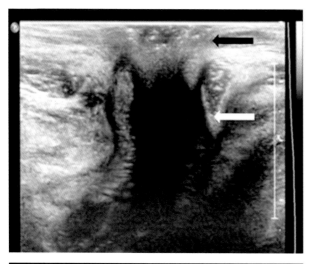

图3-65 正常肛管图像，肛管（白箭头）向外走行，末端形成肛门（黑箭头）

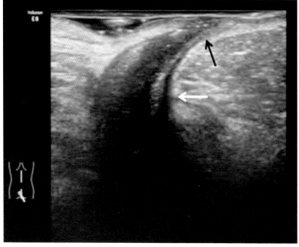

图3-66 直肠下段（白箭头）向外逐渐变窄，至肛周软组织处闭锁（黑箭头），未形成肛门

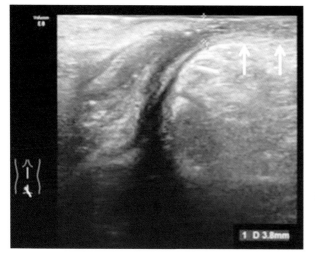

图3-67 直肠下段与会阴处皮下瘘管（箭头）相连通，形成肛管会阴瘘

（五）鉴别诊断

（1）先天性肛管狭窄　经会阴区肛门部扫查可见明显狭窄的肛管结构，内未见软组织回声充填。

（2）先天性直肠阴道瘘　经会阴区肛门部扫查可见直肠与阴道间的瘘管，内常可见气体强回声，并可进入阴道内。

（3）先天性直肠尿道瘘　经会阴区肛门部扫查可见直肠与尿道间的瘘管，内常可见气体强回声，膀胱内有时可出现气体强回声。

（六）临床价值

超声可观察肛门闭锁与耻骨直肠肌之间的关系，测量直肠盲端与皮肤距离，有肛瘘患儿观察肛瘘走行，测量瘘管长度、宽度；有肛周脓肿的患儿观察脓肿大小、与直肠肛管之间毗邻关系，对临床治疗及手术方案的制定有重要的指导作用。

参考文献

[1] 周永昌, 郭万学, 燕山, 等. 超声医学. 第6版. 北京: 科学技术文献出版社, 2013.

[2] 王卫平, 毛萌, 李廷玉, 等. 儿科学. 第8版. 北京: 人民卫生出版社, 2013.

[3] 刘小芳, 刘庆华, 张新村, 等, 超声诊断小儿先天性巨结肠的价值. 中国医学影像技术, 2013 (01): 88-91.

[4] Haber H P, Seitz G, Warmann S W, et al. Transperineal sonography for determination of the type of imperforate anus. AJR Am J Roentgenol, 2007. 189 (6): 1525-1529.

（陈　瑶　刘广健）

第八节　常见胃及十二指肠疾病

一、胃及十二指肠溃疡

（一）病因学

消化性溃疡（peptic ulcer，PU）指胃肠道黏膜被自身消化而形成的溃疡，以胃溃疡、十二指肠球部溃疡最为多见。

（二）病理解剖和生理学

胃镜下典型的胃及十二指肠溃疡多见于胃角、胃窦小弯侧、十二指肠球部，单个或多个均可。大多数活动性溃疡直径＜10mm，边缘光整，底部由肉芽组织构成，覆以灰黄色渗出物，周围黏膜常有炎症水肿。溃疡深者累及胃壁肌层甚至浆膜层，累及血管时可导致出血，侵及浆膜层时引起穿孔。愈合期溃疡，可见瘢痕。胃溃疡可发生癌变。十二指肠球部可因反复发生溃疡，瘢痕收缩而形成假性憩室。显微镜下，溃疡所致的黏膜缺损超过黏膜肌层。

（三）临床表现

上腹痛或不适，慢性、周期性发作，部分患者呈与进餐相关的规律性上腹痛，服用抑酸药或抗酸药疼痛缓解。部分病例无上述典型的疼痛，仅表现腹胀、厌食、嗳气、反酸等消化不良症状。部分溃疡伴并发症患者，有消化道出血、穿孔、梗阻等相应症状。

（四）典型超声图像及诊断要点

超声诊断要点：胃壁局限性增厚，回声稍减低，增厚的胃壁层次模糊，其黏膜面出现凹陷。凹陷形态规整，左右对称，不随胃壁蠕动而消失，口服对比剂可见对比剂充填。较大溃疡可见凹陷延伸至胃腔外。多发性溃疡者可显示互不相连的多处壁增厚伴凹陷。见图3-68～图3-70。

（五）鉴别诊断

良性溃疡灶应注意与胃癌鉴别：良性溃疡通常表现为较对称，溃疡口规整，较柔软。癌性溃疡通常表现为不对称，溃疡口不规整，僵硬，无蠕动波出现。

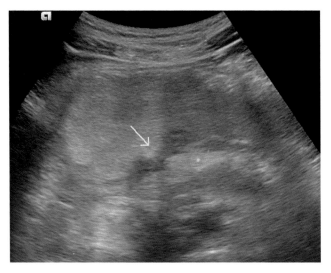

图3-68 男性，51岁，胃角良性溃疡胃角隆起处黏膜面可见凹陷（箭头），凹陷处规整、左右对称

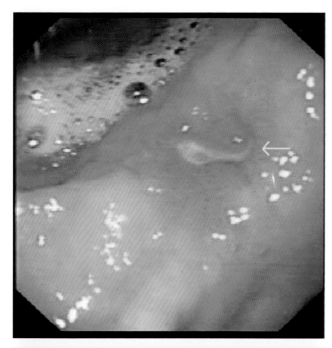

图3-69 男性，51岁，胃角良性溃疡，胃镜显示箭头所指处为胃角溃疡

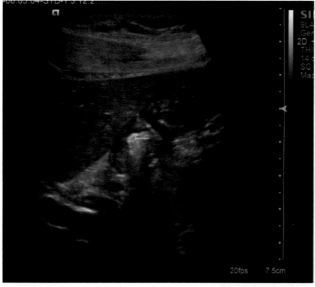

图3-70 女性，35岁，十二指肠球部溃疡。超声可见十二指肠球部前壁隆起伴凹陷，凹陷处规整，有强回声气体附着。十二指肠球部受牵拉变形

（六）临床价值

　　采用口服胃窗对比剂后经腹部超声检查的方法，能显示直径＞0.5cm的胃十二指肠溃疡病灶。由于该检查方法无创、无痛、无辐射，患者容易接受，可重复性好，临床可用于胃十二指肠溃疡的初步筛查以及治疗后复查，尤其适用于老人、儿童等较难耐受胃

镜检查的人群。

二、胃及十二指肠肿瘤性病变

（一）胃癌

1.病因学

胃癌（gastric carcinoma）起源于胃黏膜上皮，是常见的消化道恶性肿瘤之一。胃癌发病有明显的地域性差别，在我国的西北与东部沿海地区胃癌发病率比南方地区明显高。好发年龄在50岁以上，男女发病率之比为2：1。近年来由于饮食结构的改变、工作压力增大以及幽门螺杆菌的感染等原因，使得胃癌呈现年轻化倾向。

2.病理特点及类型

胃癌可发生于胃的任何部位，其中半数以上发生于胃窦部，胃大弯、胃小弯及前后壁均可受累。绝大多数胃癌属于腺癌。大体上可分为早期胃癌和进展期胃癌：① 早期胃癌指病变仅限于黏膜或黏膜下层，不论病灶大小或有无淋巴结转移。② 进展期胃癌指癌组织浸润深度超过黏膜下层的胃癌。按Borrmann分型法分为四型：Ⅰ型（息肉型，也叫肿块型），为边界清楚，突入胃腔的癌灶；Ⅱ型（溃疡局限型），为边界清楚并略隆起的溃疡状癌灶；Ⅲ型（溃疡浸润型），为边界模糊不清的溃疡，病灶向周围浸润；Ⅳ型（弥漫浸润型），癌肿沿胃壁各层全周性浸润生长，边界不清。若全胃受累，胃腔缩窄、胃壁僵硬如革囊状，称皮革胃，恶性度极高，发生转移早。

3.临床表现

胃癌早期多无明显症状，或出现上腹不适、嗳气等非特异性症状，常与胃炎、胃溃疡等胃慢性疾病症状相似，易被忽略。疼痛与体重减轻是进展期胃癌最常见的临床症状。患者常有较为明确的上消化道症状，如上腹不适、进食后饱胀，随着病情进展上腹疼痛加重，食欲下降、乏力。肿瘤进展的同时可并发呕血、黑粪、梗阻甚至穿孔等一系列继发症状。晚期胃癌患者常可出现贫血、消瘦、营养不良甚至恶病质等表现。

4.典型诊断要点及超声图像

① 胃壁出现局限性隆起或增厚，受累处胃壁僵硬，蠕动消失。部分病变伴有溃疡凹陷，溃疡左右不对称，黏膜面凹凸不平。晚期胃癌浆膜面可凹凸不平出现"成角"或者"蟹足状"，与胃周围组织分界不清。增厚胃壁处可见血流信号增多。

② 胃周、腹膜后、锁骨上等区域可见淋巴结肿大，皮质、髓质结构分界不清。

③ 晚期患者肝脏出现转移灶，腹腔转移或种植，腹腔积液。

病例1

女56岁胃角部胃癌T1N0M0。病理描述符合黏膜内低分化腺癌，Lauren分型为弥漫型，肿瘤位于黏膜内，未突破肌层（见图3-71）。

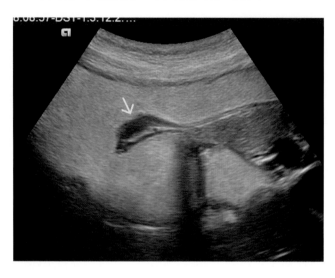

图3-71　超声可见胃角处黏膜层明显增厚隆起，黏膜下层、肌层及浆膜层均完整，无回声中断

病例2

男，46岁，胃窦癌，T2N0M0。术后病理：胃窦见2cm×1cm×1cm的溃疡型肿物，镜下为低分化腺癌，Lauren分型为弥漫型，浸润浅肌层，送检淋巴结未见癌转移（0/26）（见图3-72）。

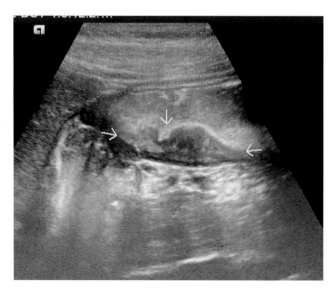

图3-72　胃壁明显增厚，黏膜面有溃疡凹陷，溃疡旁增厚胃壁不对称，黏膜下层回声中断，与肌层分界不清

（二）胃间质瘤

1.病因学及病理解剖学

胃间质瘤是一种原发于胃的非上皮性肿瘤，多发于胃体或胃窦部。由于间质瘤多位于胃壁黏膜下，故普通内镜检查时往往不能发现病变或仅见胃黏膜隆起，也不能取活检。口服胃窗对比剂经腹部超声检查可显示胃壁全层结构，对部分间质瘤病例诊断价值优于胃镜。

2.典型诊断要点及超声图像

① 胃间质瘤多发于胃体上段，以单发为主，呈胃壁内低回声肿物，位于肌层，边缘清晰，良性间质瘤通常直径＜5cm，内部回声均匀。彩色多普勒显示部分病变内部有血流信号。按肿瘤生长位置与趋势，表现为腔内型、壁间型和腔外型。

② 伴以下征象者，应考虑恶变的可能：a.肿物较大，直径＞5cm；肿物形态不规则，边缘毛糙，内部回声不均匀，可见液性暗区；b.肿物黏膜面常伴较大溃疡，形态不规整，可与液性暗区贯通，形成假腔；c.肝脏或胃周淋巴结发现转移病灶。

病例

女性，62岁，胃体后壁间质瘤。术后病理报告：镜下为胃肠道间质瘤（2cm×1.5cm×1.5cm），以梭形细胞为主，未见坏死及出血囊性变，核分裂象约5/50HPF，生物学行为为0级，预后分组为1组（见图3-73、图3-74）。

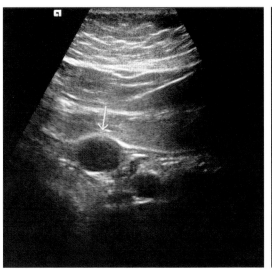
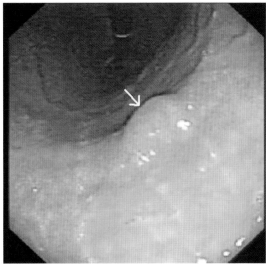

图3-73 胃体后壁低回声结节，直径约1.8cm，位于固有肌层，黏膜下层及浆膜层回声完整；胃镜可见黏膜下隆起性病灶，黏膜面光滑，内镜下无法钳取活检

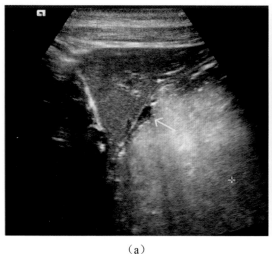

（a）

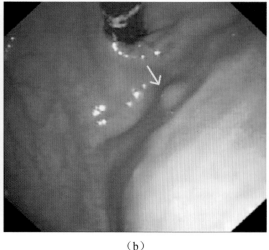

（b）

（c）

图3-74 （a）经腹部口服对比剂超声显示胃底部见低回声隆起，大小约7mm×4mm，位于固有肌层，黏膜下层与浆膜层完整。（b）胃镜下胃底部见隆起性病变。（c）超声内镜可见胃底部黏膜下肿物，与口服超声造影表现基本一致

三、常见胃、十二指肠功能性疾病

（一）胃食管反流

1.病因学及临床表现

胃食管反流（gastroesophageal reflux disease，GERD），是指胃内容物反流入食管引起的临床症状和（或）食管炎症的一种疾病。反流物主要是胃酸、胃蛋白酶等。

临床症状主要是：反酸、胃灼热或者疼痛、吞咽困难等。除可导致食管狭窄、出血等并发症外，还有许多食管外症状。

2.口服超声造影表现

在口服超声造影过程中，在食管下段贲门切面，见到对比剂从胃部反流至食管即可诊断。但是，由于观察该切面一般用时较短，因而很难在观察中发现该征象。因此，对于有反酸、胃灼热等胃食管反流症状的患者，应该多切面、多体位观察食管下段贲门切面，适当增加观察时间，增加观察到胃食管反流的概率。

病例

女性，45岁，有反酸、胃灼热症状1年。取左侧卧位，探头放在左侧肋下行肋下斜切面扫查，可探及对比剂从胃部反流至食管中（见图3-75）。

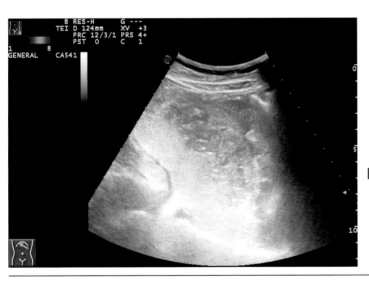

图3-75 取左侧卧位，探头放在左侧肋下行肋下斜切面扫查，可探及对比剂从胃部反流至食管内

（二）十二指肠淤滞症

1.病因学及病理解剖学

十二指肠淤滞症（duodenal stasis）是指各种原因引起的十二指肠阻塞，以致十二指肠阻塞部位近端扩张、食糜淤积而产生的综合征。

发病原因是Treitz韧带短，十二指肠位置较高，肠系膜上动脉根部淋巴结肿大，或肠系膜纤维组织增生肥厚粘连，故又称为肠系膜上动脉压迫综合征。多发生于瘦长体型的中青年女性。

2. 口服超声造影表现

十二指肠球部、降部、水平部（肠系膜上动脉与腹主动脉夹角处以上），可见对比剂呈持续充盈状态，内径增宽。肠系膜上动脉与腹主动脉夹角处以下的十二指肠水平段及十二指肠升段均不呈持续性充盈状态或者难以观察到其充盈。

3. 典型超声图像

见图3-76～图3-78。

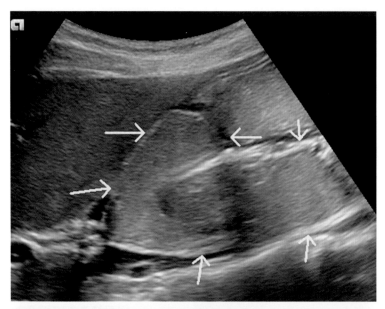

图3-76　超声可见十二指肠球部、降部、水平部呈持续性充盈状态

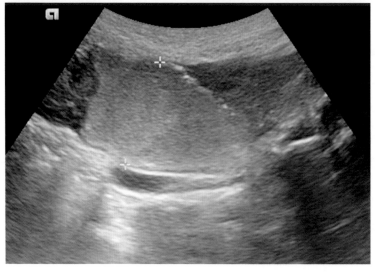

图3-77　持续充盈的十二指肠球部，内径宽约3cm

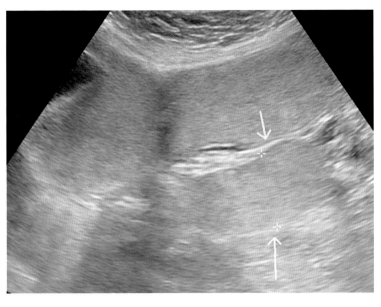

图3-78　持续充盈及内径增宽的十二指肠水平部

（三）反流性胃炎

1.病因学

反流性胃炎主要是由于混合了胆汁和肠液的胃内容物通过幽门逆流到胃，从而刺激胃黏膜产生的炎症。反流性胃炎的主要病因是：幽门功能失常、十二指肠压力增高（十二指肠淤滞等）、胃大部分切除胃空肠吻合术后等。

2.口服超声造影表现

（1）生理性反流　在正常人在常规超声扫查中，可见十二指肠球部在收缩排空时，少量胃窗对比剂经过幽门反流至胃窦部。

（2）病理性反流　十二指肠降部或以下段的对比剂反流至胃窦部。

3.典型病例图像介绍

病例

女性，45岁，上腹部不适3年，以餐后为主。口服超声造影可见幽门功能失调，呈持续性开放状态。患者合并有十二指肠淤滞症。对比剂由十二指肠降部反流至胃窦部（见图3-79）。

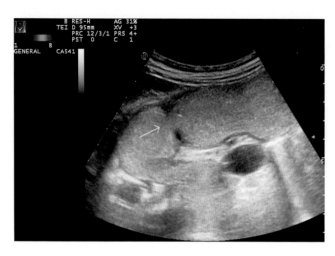

图3-79 持续开放的幽门，对比剂由降部通过幽门反流至胃窦部

（四）胃下垂

1.病因学及临床表现

胃下垂是由于膈肌及支撑内脏器官的韧带松弛，导致站立时胃大弯抵达盆腔，胃小弯最低点降到髂嵴连线以下。胃下垂轻度患者多无症状；中度以上者常出现胃肠动力差，消化不良的症状；重度患者可出现腹痛、坠胀、恶心，呕吐等症状，可通过X线钡餐、超声进行确诊。

2.口服超声造影表现

坐位或者站立位观察，胃角切面位于髂嵴连线水平以下。

3.典型病例图像介绍

见图3-80、图3-81。

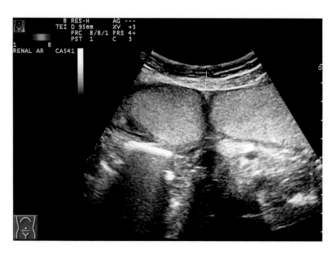

图3-80 患者取坐位，超声探头垂直患者的腹壁扫查，显示胃角切面图，呈水平的"8"字形

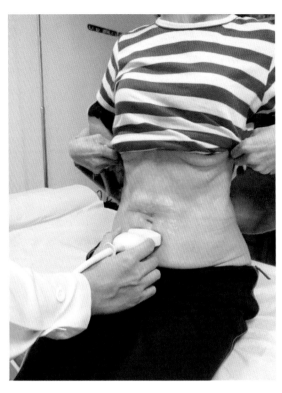

图3-81　患者取坐位，显示胃角切际时探头的位置位于髂嵴连线及脐部以下。可见该名女性患者体型较瘦长

参考文献

[1]　周永昌, 郭万学, 燕山, 等. 超声医学. 第6版. 北京: 科学技术文献出版社, 2013.

[2]　陈敏华. 消化系统疾病超声学. 北京: 北京出版社, 2003.

（简国亮）

第四章　腹腔肿物及腹膜病变

第一节　腹膜病变

一、腹膜转移癌

（一）病因学

腹膜转移癌是恶性肿瘤细胞经血管、淋巴管或直接种植至腹膜腔最常见的继发性腹膜肿瘤。多继发于腹腔内肝、胃、结肠、胰腺和子宫附件等器官的恶性肿瘤及腹膜后的恶性肿瘤，也可继发于腹腔外的恶性肿瘤。病情进展较快、预后差。

（二）病理解剖和生理学

腹膜转移癌最易累及大网膜，肿瘤细胞弥漫性浸润常常导致网膜不同程度的增厚，增厚的网膜可附着于壁腹膜或肠管表面，也可附着于小肠袢周围的脏腹膜，受浸润的网膜常伴有多发低回声结节，有的融合成块，较重者形成网膜饼。多伴有腹水，也可伴有肠系膜淋巴结肿大。无腹水时，还可伴有肠管、肠系膜与网膜之间的粘连以及肠管聚集等。

（三）临床表现

腹胀、腹水、腹部包块、消化系统症状、原发病症状还可以伴发全身症状。

（四）典型病例超声图像特征及诊断要点

（1）腹水　腹膜转移癌常伴有不同程度的腹水，腹水多不清晰，多数为血性腹水，少数为乳糜性，有时腹水内有分隔，表现为带状高回声。

（2）网膜增厚　网膜是腹膜转移癌最容易受累部位，网膜可以局部增厚，也可以弥漫性增厚形成网膜饼，增厚的网膜可表现为高回声，不伴结节或伴低回声结节，结节多发，互相融合；也可呈低回声，内见条状高回声，呈"虫蚀状"（见图4-1），或呈饼样回声。网膜内可有血流。

（3）壁腹膜或脏腹膜结节或不规则包块　种植在脏腹膜或壁腹膜上的腹膜癌表现为低回声结节或不规则的包块或浸润到腹膜形成层状肿物（见图4-2）。无腹水时超声也可观察到腹膜结节，腹水的存在大大提高了腹膜转移癌病灶的检测率。女性腹膜转移癌常常侵及盆腔腹膜，阴式超声是最佳检查方法。

（4）原发灶的超声表现　如果有原发病如肝、胰腺、胃、结肠、子宫附件等占位，超声可有相应的表现。

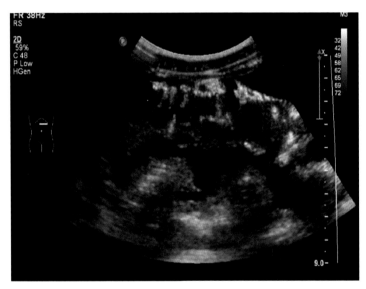

图4-1　经腹低频超声：上腹部可见增厚的网膜回声，呈高低混合回声，以低回声为主，虫蚀样改变

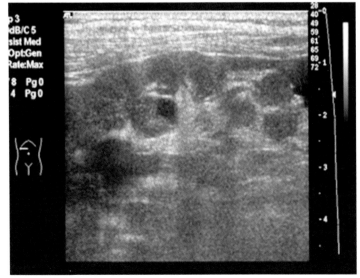

图4-2　经腹高频超声：网膜呈高回声，伴多发结节

（五）鉴别诊断

与结核性腹膜炎鉴别：网膜增厚表现为典型的大脑沟回状，并且有结核中毒症状则考虑结核性腹膜炎；如果增厚的网膜呈低回声或高回声，或高低混合回声伴有低回声结节，则转移性网膜增厚可能性大。

（六）临床价值

对于有腹水的患者，首先要寻找腹水的原因，如心衰、肾病、肝病等；如果没有明显的原发病，仔细扫查寻找有无网膜增厚，如果有网膜增厚呈低回声并伴有结节，则网膜转移癌可能性大；如果网膜增厚呈典型的大脑沟回状，同时没有原发病，则网膜结核可能性大。超声引导下网膜穿刺活检是诊断的好方法。

二、腹膜结核

（一）病因学

腹膜结核是由结核杆菌感染引起的腹膜慢性弥漫性炎症。此病以中青年多见，女性较多见，男女之比约为2∶1。病情多数进展较慢，及时治疗后可痊愈。

（二）病理解剖和生理学

腹膜结核主要继发于肺结核或体内其他部位结核，以直接蔓延为主，如肠结核、肠系膜淋巴结核、输卵管结核等，均可为本病的直接原发病灶。少数由血行播散引起。可伴有多浆膜腔积液。腹膜结核病理改变有三种类型，即渗出型、粘连型、干酪型，上述两种或两种以上类型可以并存称为混合型。多伴有腹水，可累及肠系膜、门脉周围、胰腺周围以及后腹壁的淋巴结肿大。

（三）临床表现

结核性腹膜炎典型临床表现为低热、盗汗等结核毒血症，还可有腹痛、腹泻、腹胀等消化道症状。查体腹壁有柔韧感、移动性浊音阳性等。有肺外结核的患者如果出现腹水应高度怀疑此病。

（四）典型病例超声图像特征及诊断要点

（1）腹水　腹膜结核常伴有不同程度的腹水，腹水多清晰，多数腹水中可有分隔，表现腹水中纤细的条状强回声，可固定也可呈漂浮状，交织成分隔。

（2）网膜增厚　增厚网膜内部回声可分为三种类型。

① 高回声型：声像图表现为高回声，内部回声不均匀。有的高回声两侧见片状低回声，呈"夹心饼"样（见图4-3）。

② 高低回声间杂型：声像图表现为高回声，内部间杂条状、片状不规则分布的低回声，高频超声扫查典型者类似"大脑沟回"状（见图4-4）。

③ 结节型：声像图表现为高回声或高低间杂回声内见低回声结节，结节多数较小，散在分布，无融合（见图4-5）。

（3）壁腹膜增厚　声像图表现为片状均匀的低回声，一般厚度在0.1～0.6cm（见图4-6）。

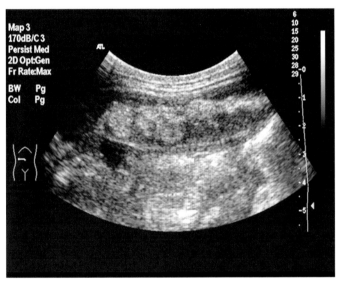

图4-3　经腹低频超声：上腹部可见增厚的网膜回声，高回声，周边呈片状低回声，呈"夹心饼"样

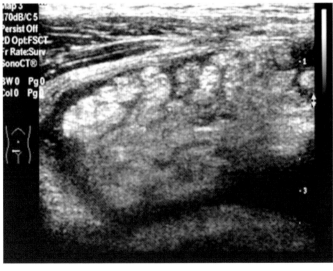

图4-4　经腹高频超声：上腹部可见增厚的网膜回声，呈高低混合回声，似"大脑沟回"状

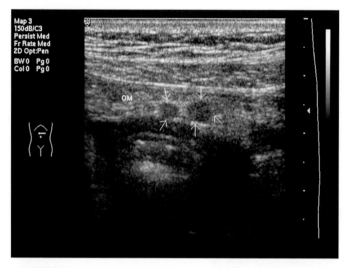

图4-5 经腹高频超声：表现为增厚的网膜呈高回声或高低间杂回声，内见低回声结节。一般结节较小、数量较少，无融合

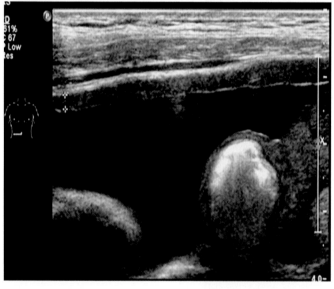

图4-6 经腹高频超声：可见壁腹膜增厚，呈低回声

（4）肠管聚集　多数患者肠祥缠结在一起不能自由漂浮于腹水内，肠管不能触及前腹壁，呈"肠管束缚征"。

（五）鉴别诊断

与腹膜转移癌鉴别：大网膜增厚，可呈多发、大小不等的低回声结节，互相融合，壁腹膜或脏腹膜结节或不规则包块，同时多伴有原发肿瘤的表现。

（六）临床价值

对于有腹水的患者，如果没有原发病，则应寻找有无网膜增厚，如果患者有肺结核的病史，有结核的中毒症状，同时网膜增厚呈典型的大脑沟回状，则网膜结核可能性大。超声引导下网膜穿刺活检是诊断的好方法。

三、腹膜间皮瘤

（一）病因学

腹膜间皮瘤为原发于腹膜上皮和间皮组织的肿瘤。病理上可将之分为腺瘤样间皮瘤、囊性间皮瘤和恶性间皮瘤。前两者属良性肿瘤，临床表现腹痛、腹水、腹胀及腹部包块等。

恶性腹膜间皮瘤（malignant peritoneal mesothelioma，MPM）又称原发性腹膜间皮瘤，是起源于腹膜上皮和间皮组织的一种罕见的进展性恶性肿瘤，MPM占所有间皮瘤的10%～15%，年发病率为（1～2)/100万，常起源于胸膜与腹膜边缘，可累及腹部器官，晚期症状包括腹胀、恶心、呕吐、肠梗阻等，预后差，多数患者在诊断后1年内死亡。

（二）病理解剖和生理学

本节主要介绍恶性腹膜间皮瘤，病因未明，大多数学者认为石棉接触是引起腹膜间皮瘤的主要原因，MPM的发病机制目前仍不十分清楚。有学者认为石棉本身的自由基，诱发了多种能够引起癌症起始与增殖的基因编码，引起DNA损伤；石棉介导的局部慢性炎症释放的自由基，通过效应细胞的生长因子引起细胞因子和细胞的超分泌；某些抑癌基因的突变以及经典信号通路的激活在MPM的发病机制中可能发挥重要作用。另外，雌性激素也可能与MPM的预后有关。恶性腹膜间皮瘤分为弥漫型和局限型两种类型，以前者较为多见。

开腹手术时见脏腹膜与壁腹膜弥漫性增厚或形成肿瘤斑块或结节。这些结节以层状、斑块状或肿瘤状聚集。脏器常被肿瘤包裹或浸润。90%的腹膜间皮瘤患者可产生腹水。一些学者研究发现腹水的多少与肿瘤的量不成比例，这与腹膜转移癌相反。腹水呈包裹状，含有粘连带。

（三）临床表现

MPM起病隐匿，临床表现多种多样，无特异性，早期诊断十分困难。出现临床症状时多为晚期，国内有研究总结临床症状依次有腹块（74%）、腹痛（51%）、体重减轻（42%）、腹胀（35%），体征主要有腹块（84%）、消瘦（47%）及腹水（29%）。有文献根据其临床表现，把MPM分为三种类型：经典型（腹痛、腹胀、腹水、腹部肿块）；外科型（绞窄疝、肠梗阻）；内科型（腹痛、腹泻、体质量减轻、发热）。腹膜间皮瘤不仅能全身转移，还可以种植转移、局部浸润、淋巴及血行转移，偶发生骨、脑转移，腹腔外转移率为50%。

（四）典型病例超声图像特征及诊断要点

（1）腹水　腹水清晰，少数血性腹水。

（2）腹膜增厚　根据肿瘤侵犯的部位不同，声像图可分为三种类型。

① 病变侵犯壁腹膜：表现为壁腹膜弥漫性增厚，呈凸凹不平的低回声区或低回声结节，突向腹腔内，在腹水衬托下类似胎儿胎盘（见图4-7、图4-8）。

② 病变侵犯脏腹膜：表现为增厚的腹膜包裹肠管，周边为低回声，中心为气体强回声，形成"假肾征"，受累肠袢粘连固定，活动度差（见图4-9）。

③ 病变侵及大网膜和肠系膜：表现为大网膜增厚，形成饼样包块，肠系膜增厚固定。

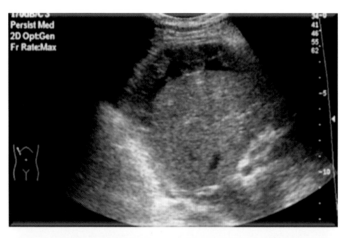

图4-7　经腹低频超声：肝右叶前方壁腹膜弥漫性增厚，呈凸凹不平的低回声

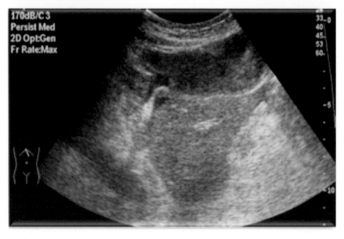

图4-8　经腹低频超声：肝左叶前方壁腹膜弥漫性增厚，呈低回声

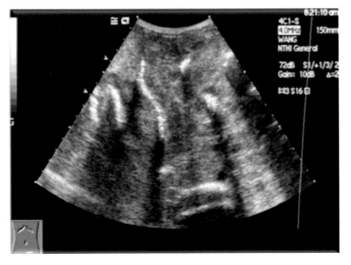

图4-9 经腹低频超声：增厚的
腹膜包裹肠管，周边为
低回声，中心为气体强
回声，形成"假肾征"，
受累肠祥粘连固定

（五）鉴别诊断

与腹膜转移癌鉴别：腹膜转移癌多伴有原发肿瘤；腹膜间皮瘤多数病程较长，没有原发肿瘤。超声检查，腹膜间皮瘤壁腹膜明显增厚，转移瘤常见种植结节。

（六）临床价值

恶性腹膜间皮瘤因为缺乏特征性的临床及影像学表现，可以试用排除法，对于有腹水的患者，首先要寻找腹水的原因，排除肝硬化或肾病综合征或心衰等疾病；如果有原发病，怀疑恶性并伴有网膜增厚及结节，则考虑网膜转移癌；如果有结核中毒症状，超声有典型网膜结核的改变则考虑网膜结核。最终诊断依据超声引导下网膜穿刺活检。

四、腹膜假性黏液瘤

（一）病因学

腹膜假性黏液瘤（pseudomyxoma peritonei，PMP）是发生在腹腔壁层、大网膜及肠壁浆膜面的低度恶性黏液性肿瘤。发生率较低，发病率女高于男，大多为中年或老年。该病是一种腹腔充有大量胶样黏蛋白形成假性腹水的疾病。与阑尾黏液囊肿和卵巢黏液性囊腺瘤或卵巢囊腺癌有关。有文献报道瘤细胞约45%源于卵巢，29%源于阑尾，26%来源不定，而1%～2%的卵巢肿瘤可发展成腹膜假性黏液瘤。误诊率高达89.7%，常被误诊为肝硬化及结核性腹膜炎、腹腔囊肿等而延误了治疗。腹膜假黏液瘤属低度恶性的肿瘤，极少发生血行和淋巴转移，生存期较长，但容易复发，需再次手术或用抗癌药物治疗。

（二）病理解剖和生理学

腹膜假性黏液瘤病因不清，病理表现为黏液性腹水聚集导致柱状上皮在腹膜种植，与卵巢或阑尾的黏液性肿瘤有关。一些研究认为90%的患者同时存在卵巢与阑尾肿瘤，另一些学者发现原发病变在阑尾，而卵巢的病变为转移而来。大量黏液组织及富于黏液的柱状上皮，散布于腹腔中，粘于壁层、大网膜及肠壁的浆膜面，被腹膜的结缔组织所包裹，形成大小不等的囊泡状。囊泡壁由很薄的结缔组织组成，囊泡内充满许多淡黄色的半透明胶冻状稠厚黏液和柱状上皮细胞，有时只有黏液而上皮细胞缺如。囊泡可在局部浸润蔓延。腹腔内蓄积大量胶样黏液，造成胶质状腹水，称为"胶腹"。大网膜常融合成片块状或饼状，又有"网膜饼"之称。腹膜假性黏液瘤很少累及结肠、胃、子宫、胰腺、胆总管、脐尿管。病变局限于腹腔，腹腔外播散很少见。

（三）临床表现

腹膜假性黏液瘤一般病史较长，病程迁延有者可达十余年。临床上无特异性的表现，主要是以腹部进行性肿大，腹部胀痛；有时出现反复的右下腹隐痛、右下腹包块或肠梗阻、腹膜炎等并发症。同时伴有恶心、呕吐、消瘦等症状。

（四）典型病例超声图像特征及诊断要点

（1）腹水　腹水多不清晰，超声见点状、小片状高回声，提示液体的胶冻样性质（见图4-10）。与脓液、血液形成的颗粒状腹水不同，这些点片状高回声移动不明显，加压有颤动，肠管也不能自由漂浮，常被周围的肿物挤压移位。腹水也常有分隔。分隔通常为黏液结节的边缘。腹腔内壁或肠壁表面显示不规则小囊状无回声区；以及腹腔内大片的蜂窝状无回声区，界限不清；其内可见细小点状回声，随着体位改变在无回声区内飘动。小囊肿一般无光滑而完整的囊壁，较多的小囊肿聚在一起则形成蜂窝状结构（见图4-11）。小囊状结构亦可附着在肝脏、膀胱及子宫等器官的表面。根据声像图特征，结合病史，此病的诊断并不困难。

（2）腹膜增厚　大网膜不均匀增厚，内部回声不均匀，见小的网状无回声，大网膜内血流不丰富（见图4-12）。高频扫查大网膜内的无回声区更为清晰。壁腹膜增厚呈低回声，高频扫查内可见小囊状无回声区。常见于肝脾前方。腹膜内多发无回声为腹膜黏液瘤的特异性表现（见图4-13、图4-14）。

（五）鉴别诊断

与腹膜转移癌鉴别：网膜增厚，内多见多发低回声结节，一般有原发恶性肿瘤；腹膜假性黏液瘤增厚的网膜内可见蜂窝状无回声区，没有原发恶性肿瘤。

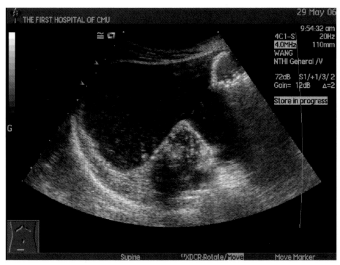

图4-10 经腹低频超声：腹腔内腹水，内不清晰，呈胶冻样

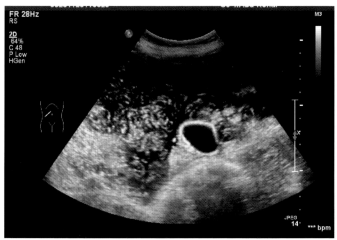

图4-11 经腹低频超声：腹腔内腹水，内不清晰，呈蜂窝状

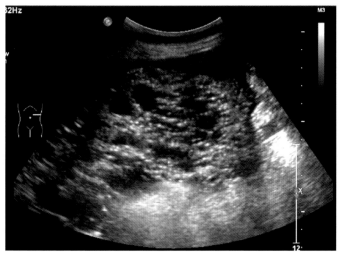

图4-12 经腹低频超声：上腹部可见增厚的网膜，内见网状无回声区

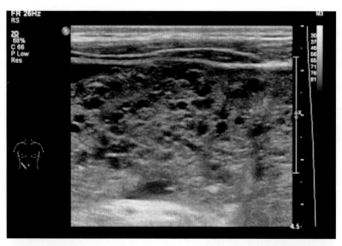

图4-13　经腹高频扫查：上腹部可见增厚的网膜，内见网状无回声区

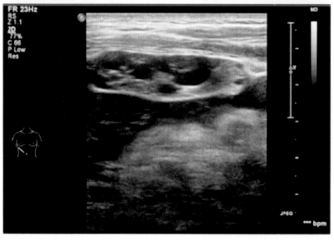

图4-14　经腹高频超声：壁腹膜呈低回声，内可见小囊状无回声区。常见于肝、脾前方

（六）临床价值

腹膜假性黏液瘤时腹水呈蜂窝状的无回声，黏稠感，胶冻状，超声扫查见网膜呈不同程度的增厚，增厚的网膜内见蜂窝状无回声区，高频超声表现更明显，网膜内血流不丰富。网膜内出现蜂窝状无回声是腹膜假性黏液瘤特异性超声表现，诊断率高。最终确诊依据超声引导下网膜穿刺活检。

参考文献

[1]　Que Y, Tao C, Wang Y, et al. Nodules in the thickened greater omentum: a good indicator of lesions? J Ultrasound Med, 2009, 28 (6): 745-748.

[2]　赵文静，张义侠，王学梅，等.结核性腹膜炎超声声像图分析.中国医科大学学报，2010, 39 (3): 218-220.

[3]　黄颖秋.恶性腹膜间皮瘤的诊断和治疗现状.世界华人消化杂志，2017, (26): 2329-2340.

[4]　Cao S L, Jin S, Cao J, Shen J, et al. Advances in malignant peritoneal mesothelioma. Int J Colorectal Dis, 2015, 30 (1): 1-10.

（张义侠　王学梅）

第二节　肠系膜病变

一、肠系膜囊肿

（一）病因学

肠系膜囊肿是由于肠系膜、结肠系膜及腹膜的淋巴组织与淋巴管系统的交通异常而导致的发育性畸形。亦可由外伤、感染等引起。

（二）病理解剖和病理生理

肠系膜囊肿泛指肠系膜上所有来源的囊性包块，多位于空肠和回肠两层系膜之间靠近肠袢的系膜缘，少数位于横结肠或乙状结肠系膜。根据阿克曼外科病理学概括分类为浆液性囊肿、乳糜囊肿、间皮瘤及被覆其他成分囊肿，如卵巢细胞或卵巢黄素化细胞。

（三）临床表现

本病的临床症状取决于囊肿大小及其所在部位和对周围器官的压迫。患者常因腹痛、腹胀、发现腹部肿块而就诊，查体发现腹部肿块多为圆形；囊肿压迫肠管或炎症粘连者可出现急性肠梗阻表现。当囊肿发生出血、破裂、感染等并发症时，患者可出现急腹症。肠系膜囊肿介于两层系膜之间，所以活动度较大，特别是横向活动度较大，为临床特点之一。

（四）典型病例超声图像特征及诊断要点

肠系膜囊肿的典型超声表现为腹腔内单房或多分隔囊肿，囊肿大小不等，无回声或充满点状回声（见图4-15）。囊壁及其边界清晰，多分隔囊肿可显示不规则囊腔及分隔，部分呈管状结构。囊肿多较游离，可被推移或随体位移动。囊肿内主要成分为浆液或乳糜液，部分伴有积血，因此囊肿内及其周边均无血流信号。

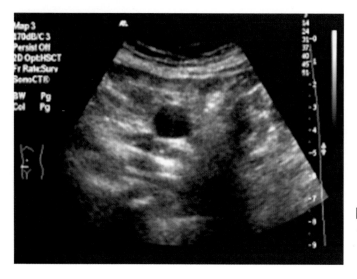

图4-15　经腹低频超声：下腹部
见边界清晰的类圆形无
回声

（五）鉴别诊断

肠系膜囊肿应与其他腹腔或盆腔的囊性病变鉴别。

（1）完全性肠重复畸形　其典型表现为较小的囊肿，腔内无分隔，囊肿壁较厚，可显示与肠壁相同的黏膜层、黏膜下层和肌层低回声，而肠系膜囊肿为多分隔囊肿，无与肠壁相同的回声。

（2）腹膜腔内囊性畸胎瘤　其表现为囊肿壁厚，囊内可显示脂液分层、毛发等强回声，还常伴有钙化，而肠系膜囊肿则无钙化等强回声。

（3）假性胰腺囊肿　患者多有急慢性胰腺炎或手术、外伤史，囊肿壁厚度均匀，可伴囊壁钙化，无附壁结节，无分隔。

（4）卵巢囊肿　主要位于子宫周围附件区，边缘光滑，超声检查时可显示两个正常卵巢回声者则可除外卵巢囊肿。

（六）临床价值

该病临床表现无特异性，容易误诊，特别是出现急腹症时更易混淆，辅助检查对诊断有重要意义。腹部超声可探测囊肿大小、部位等，同时可与其他囊性疾病鉴别，诊断价值较高。

二、肠系膜平滑肌瘤

（一）病因学

肠系膜肿瘤是少见病，可以从肠系膜中的任何组织成分中发生，可能有7种来源：

淋巴组织、纤维组织、脂肪组织、神经组织、平滑肌、血管组织和胚胎残余。肠系膜平滑肌瘤较少见，占肠系膜肿瘤的15%。

（二）病理解剖和病理生理

良性平滑肌瘤常为卵圆形结节，边缘清楚，可单发或多发，瘤体大小不等，质实而韧，切面编织状，呈灰白色或灰红色。

（三）临床表现

平滑肌瘤的临床表现与其大小、部位、性质及有无并发症有关。肿瘤较小时可无临床表现。肠系膜平滑肌瘤可发生在肠系膜任何部位，因不累及消化道，少有出血、肠梗阻表现，可有腹痛、腹部肿块等，且因生长在腹腔，等发现时往往肿瘤体积较大。另外肠系膜呈半游离状态，大部分肿瘤可被推动，可作为肿瘤定位的重要依据之一。

（四）典型病例超声图像特征及诊断要点

肠系膜平滑肌瘤在超声图像上常表现为低回声包块，边界清晰，大者可为无回声，内部可见条形血流。

（五）鉴别诊断

肠系膜平滑肌瘤鉴别诊断包括胰腺假性囊肿、畸胎瘤、肠系膜囊肿、网膜囊肿、生殖系统肿瘤、多囊肾等疾病。

（六）临床价值

一旦明确为肠系膜原发性肿瘤，由于临床上难以辨认其良恶性，且因肠系膜肿瘤良恶性之比约为2∶1，对放疗、化疗均不敏感，且具潜在恶变，故无论大小，都主张尽可能早期行手术切除。

三、肠系膜淋巴结炎

（一）病因学

肠系膜淋巴结炎多见于7岁以下的小儿，多属病毒感染，好发于冬春季节，常在急性上呼吸道感染病程中并发或继发于肠道炎症之后。

（二）病理解剖和病理生理

肠系膜淋巴结发生急性炎症改变时，淋巴结内的炎性浸润、纤维素渗出，组织增生及被膜水肿而导致淋巴结肿大。

（三）临床表现

典型症状为发热、腹痛、呕吐，有时伴腹泻或便秘。腹痛可在任何部位，腹痛性质不固定，可表现为隐痛或痉挛性疼痛，持续时间短，多数不剧烈，疼痛间隙患儿感觉较好。偶可在脐周或右下腹部扪及具有压痛的小结节样肿物，为肿大的肠系膜淋巴结。

（四）典型病例超声图像特征及诊断要点

超声诊断要点：正常肠系膜淋巴结直径在2～5mm，淋巴门无血流信号（见图4-16）。当淋巴结横径>5mm、纵横比>2并有两个以上淋巴结呈弥漫性均匀性改变时，称肠系膜淋巴结肿大，其内血流信号增多。

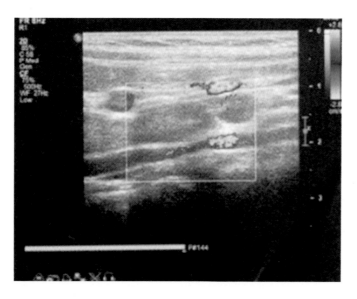

图4-16 经腹低频超声：沿肠系膜走行可见多个淋巴结回声，边界清晰，可见淋巴门结构

超声图像特征如下。

① 肿大淋巴结大多位于右中下腹，少数位于左中上腹，肿大淋巴结呈长椭圆形低回声包块，内部回声均匀，皮髓质分界较清，增大以长径明显，肾形结构存在，长径/厚径≥2，边界光滑完整，呈均匀增大。

② 肿大淋巴结多发成群，以2～5个为多见，位于左中上腹多孤立存在，一般较大，位于右中下腹者多集中存在，偶有重叠无融合。

③ 大小多在2cm以下，偶见2～3cm者。

④ CDFI显示肿大淋巴结内可探及点状或条状的稀疏或较丰富的树枝状分布血流信号，血流分布呈淋巴门型，RI>0.6。

⑤ 髂窝多见少量液性暗区。

（五）鉴别诊断

肠系膜淋巴结炎性肿大并无特异性，需结合病史、年龄、超声图像、治疗经过等诸多因素综合分析。还应与恶性淋巴瘤鉴别：肠系膜恶性淋巴瘤表现为肿大淋巴结趋向圆形，长径/厚径<1.5：1，累及节段较长，可有融合、中心坏死。

（六）临床价值

高频超声诊断急性肠系膜淋巴结炎具有无痛苦、检查方便、可重复性强、患儿易配合等优点，可提高此病的早期诊断率，及时治疗患儿，减轻患儿痛苦，因此对急性肠系膜淋巴结炎的诊断有重要临床意义，并可在治疗过程中监测肿大淋巴结的变化，指导临床治疗。

四、肠系膜纤维瘤病

（一）病因学

肠系膜纤维瘤病是韧带样型纤维瘤病或侵袭性纤维瘤病的类型之一，是原发于肠系膜的罕见肿瘤。其具有局部侵袭性而缺乏转移潜能，但局部复发很常见。该病的病因尚不明确，可能与遗传、激素水平、创伤、手术有关。

（二）病理解剖和病理生理

病理诊断要点包括：① 分化良好的梭形或星形成纤维细胞呈规则的束状排列。② 间质中可见大量胶原伴玻璃样变及数量不等的扩张血管。③ 肿瘤常侵犯厚壁血管管壁。④ 肿瘤界限不清，浸润性生长，但极少有核分裂象。⑤ 肿瘤内无炎症细胞浸润。

（三）临床表现

肠系膜纤维瘤可发生于任何年龄，但常发生于30～40岁，女性多见。也有关于儿童及新生儿病例的报道。肠系膜纤维瘤病的症状和体征隐匿，直到腹部出现可触及的肿块，导致腹部不适。

（四）典型病例超声图像特征及诊断要点

肠系膜纤维瘤病的声像图多表现为形态规则、边界清楚的低回声实性肿块，体积大者可见无回声区，有者可见包膜回声，内部常无钙化（见图4-17、图4-18）。

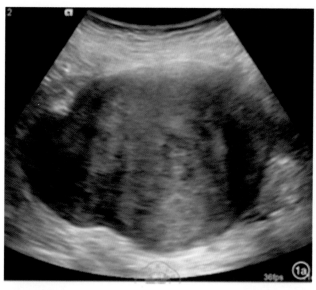

图4-17 经腹低频超声：提示上腹部偏左见11.3cm×8.3cm×8.2cm的低回声，呈分叶状，边界清，内回声欠均，随体位变化移动范围较大

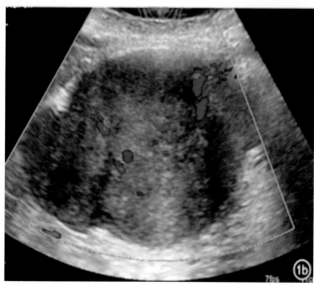

图4-18 经腹低频超声：超声彩色多普勒血流成像提示周边及内部可见散在条状血流信号（图片来自李文波撰写的《肠系膜纤维瘤病的超声与病理特征对照研究》）

（五）鉴别诊断

肠系膜纤维瘤病影像学表现缺乏特异性，需与其他腹腔内肿块进行鉴别。包括胃肠道间质肿瘤、纤维肉瘤、硬化性肠系膜炎、炎性假瘤、转移癌、胃肠道淋巴瘤、特发性腹膜后纤维化、恶性纤维组织细胞瘤等。

（六）临床价值

肠系膜纤维瘤病是一种少见的软组织肿瘤，其超声表现有一定的特征性。超声检查不仅能准确定位，显示肿瘤结构特征，而且能够提示肿瘤对邻近结构有无压迫、侵犯，术前评估肿瘤的可切除性，为治疗提供重要参考信息。

五、肠系膜脂膜炎

（一）病因学

　　肠系膜脂膜炎是少见的肠系膜纤维脂肪组织的慢性非特异性炎症。Amor等报道男女患病比例为（2～3）：1，各年龄均可发病，但以超过50岁的患者居多，肠系膜脂膜炎的发病机制尚不清楚，可能与基因缺陷及自身免疫功能异常有关。

（二）病理解剖和病理生理

　　肠系膜脂膜炎的病理表现如下。
　　（1）早期　病变肠系膜有脂肪变性及炎性细胞浸润以充血、水肿为主。
　　（2）中期　在充血水肿基础上出现变性、坏死。
　　（3）晚期　在变性坏死的基础上发展成肉芽肿形成和结缔组织瘤样增生。

（三）临床表现

　　本病临床症状及体征缺乏特异性。临床症状有腹痛、腹胀、恶心、呕吐、发热及乏力等，少数患者无腹部症状；体征有腹部包块、局部压痛，无反跳痛及腹部膨隆等。早期、中期病变临床容易漏诊、误诊，晚期甚至有些被误诊为肿瘤而手术。

（四）典型病例超声图像特征及诊断要点

　　施建伟等将肠系膜脂膜炎的超声表现总结如下。
　　（1）早期　病变部位肠系膜稍增厚，回声偏低，肠系膜伴有不同程度肿大的淋巴结，周围肠壁不增厚，肠蠕动正常，CDFI显示血流稍丰富。
　　（2）中期　病变部位肠系膜增厚、回声增强，质地软，边界清楚，包块边缘见低回声晕，周围局部肠壁回声偏低、稍增厚<6mm，肠蠕动减弱，肠系膜伴有不同程度肿大的淋巴结，CDFI显示少量血流信号。
　　（3）晚期　病变部位肠系膜明显增厚呈"瘤样"，可合并肠腔狭窄，包裹肠腔，局部肠壁增厚达>10mm，肠蠕动明显减弱或消失，近端肠腔扩张，腹腔可见游离液体，CDFI显示内部及周围血流信号增多，最大流速为15～35cm/s，血流阻力指数（RI）为0.56～0.63。施建伟等指出如果将超声诊断标准设为病变部位肠系膜形成包块，包含不均匀脂肪组织，界限清楚，不侵犯肠系膜血管，可推压及包裹邻近肠襻（见图4-19），按照这个标准，本组超声诊断的敏感性，特异性和准确率达85%。

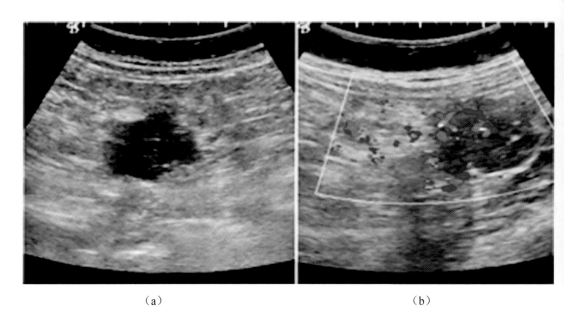

（a） （b）

图4-19 经腹低频超声：左侧腹肠袢之间不规则的边界清晰低回声，CDFI低回声内可见彩色血流（图片来自Radu Badea等撰写的《Ultrasound aspect of mesenteric panniculitis.Case report》）

（五）鉴别诊断

本病需与肠系膜水肿、炎症及感染性疾病引起的局限性肠系膜回声改变的疾病及肿瘤性疾病如淋巴瘤、类癌、腹膜间皮瘤、腹膜转移及脂肪肉瘤等鉴别，病理诊断是金标准。

（六）临床价值

由于肠系膜脂膜炎的临床表现和实验室检查无特异性，故影像检查对疾病的诊断、随访具有很高的临床价值，超声检查可作为肠系膜脂膜炎疾病的首选检查方法，结合其他影像学检查可提供科学的、重要的临床诊断依据。

六、肠系膜平滑肌肉瘤

（一）病因学

平滑肌肉瘤是起源于平滑肌或由平滑肌分化为间叶细胞的一种恶性肿瘤，极其少见，多发生于子宫和胃肠道。

（二）病理解剖和病理生理

大体标本为实性包块，呈球形，色灰白，表面光滑，边界清楚。剖开瘤体，中心有出血坏死样改变。

（三）临床表现

女性多见，好发年龄为40～50岁。肿瘤患者早期无明显不适，发现肿瘤时已明显较大，多数呈囊性改变，部分可伴腹痛。

（四）典型病例超声图像特征及诊断要点

平滑肌肉瘤在超声表现上常为分叶状轮廓，大部分无包膜，边界清晰，内部回声为均匀的低回声，部分较大瘤体中央有坏死，出血时瘤体内可见明显的囊性改变。

（五）鉴别诊断

平滑肌肿瘤良恶性在声像图上不易鉴别，一般认为，恶性肿瘤直径大多超过5cm，且有明显囊变倾向时多考虑为肉瘤（见图4-20、图4-21）。此外，平滑肌肉瘤需与结肠肿瘤、脂肪肉瘤及纤维肉瘤等腹膜后肿瘤相鉴别，因不同组织来源的肿瘤可呈现类似的声像图表现，应结合临床表现及其他检查综合考虑。

（六）临床价值

超声对腹膜后平滑肌肉瘤有较高的定位、定性诊断，可作为手术前后定期随访观察的首选方法。

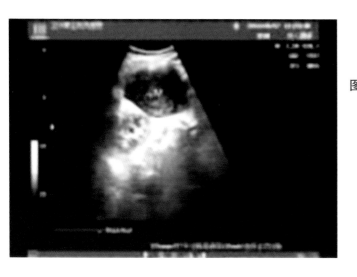

图4-20 经腹低频超声：患者左肾前下方、髂动脉前方探及一范围约8.6cm×7.0cm的实质性团状包块，形态尚规则，边界清晰，内部回声欠均匀，以低回声为主，可见散在分布的点状强回声

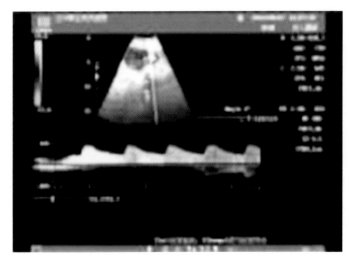

图4-21 经腹低频超声：平滑肌肉瘤频谱多普勒显示为动静脉血流（图片来自李霞等撰写的《肠系膜平滑肌肉瘤超声表现一例》）

七、肠系膜淋巴瘤

（一）病因学

原发性肠系膜恶性淋巴瘤比较少见，男女之比约为2∶1，其部位的分布以回肠系膜最多，其次为空肠系膜及肠系膜根部。

（二）病理解剖和病理生理

肠系膜淋巴瘤由中等大小的异型淋巴细胞构成，细胞核圆形，可见核仁。其间散在有反应性的组织细胞。

（三）临床表现

临床症状以腹痛、腹部包块、消瘦为主，可伴有消化道出血、肠梗阻、肠穿孔、腹膜炎、腹泻、发热等。

（四）典型病例超声图像特征及诊断要点

声像图表现如下。

（1）肿块型 腹部低回声肿物，活动度大，呈圆形或分叶状，内部回声不均匀，可见近似无回声区（见图4-22）。肿块前上方见一沿肠系膜上动脉走行的穿入性动脉血流。

（2）弥漫型 小肠系膜增厚，回声减低，肠系膜上动脉穿行其中（见图4-23），呈"三明治"状（见图4-24）。

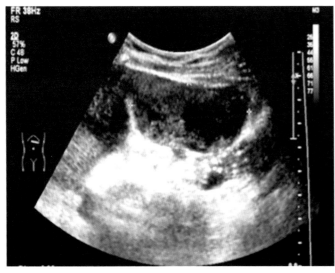

图4-22 经腹低频超声：低回声
肿物，活动度大，呈圆
形或分叶状，内部回声
不均匀，可见近似无回
声区

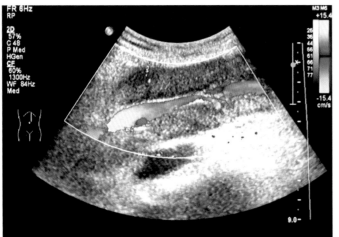

图4-23 经腹低频超声：CDFI
示穿行于增厚的肠系膜
内的肠系膜上动脉可见
彩色血流充填

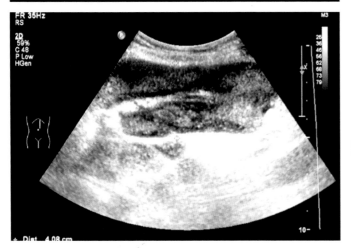

图4-24 经腹低频超声：左上腹
小肠系膜组织增厚，回
声减低，肠系膜上动脉
穿行其中，呈"三明
治"状

（五）鉴别诊断

　　肠系膜淋巴瘤与其他肠系膜少见间叶组织来源的恶性肿瘤鉴别较困难，需依靠电镜及免疫组化检查确诊。

（六）临床价值

　　超声诊断定位准确，可清晰显示病变部位并协助活检。

第三节　腹水

一、病因学

　　腹水指腹腔内游离液体的过量积聚，是体征而并非一种疾病。任何病理状态下导致腹腔内液体量超过200mL即称为腹水。产生腹水的病因很多，比较常见的有心血肝肾疾病、营养障碍病、恶性肿瘤腹膜转移、卵巢肿瘤、结缔组织疾病等。

二、病理解剖和病理生理

　　腹水分为漏出液和渗出液两种。漏出液为非炎性积液，多因循环障碍所引起。渗出液为炎性腹水，常由细菌、寄生虫感染、胃液、胆汁、胰液、化学刺激及外伤、恶性肿瘤引起。

三、临床表现

　　腹水的早期症状不太明显，部分腹水患者并没有明显的症状，有些会出现轻微腹胀、下肢水肿、体重增长、腰围增大的现象，当腹水增加到一定程度时，患者会有腹部膨隆、腹胀及轻微腹痛等症状。

四、典型病例超声图像特征及诊断要点

（一）腹水量判定

　　（1）少量腹水　于膈下间隙、肝肾间隙、脾肾间隙或膀胱直肠间隙出现较局限的无

回声区，前后径2～3cm（＜500mL）。

（2）中等量腹水　腹腔内无回声呈弥漫性分布，见于中下腹及侧腹，肠管之间及实质脏器周围，随体位改变流动，最深处5～6cm（500～1000mL）。

（3）大量腹水　全腹均测及无回声区，肠管固定或漂浮其中，最深处前后径8～10cm（＞1000mL）。

（二）间接征象

（1）肠管束缚征　腹水中肠袢缠结在一起不能自由漂浮，肠管不能触及前腹壁（见图4-25）。

（2）肠管漂浮征　含气的肠管在腹水池中漂浮（见图4-26）。

（3）胆囊壁增厚征　胆囊壁单纯增厚或厚壁中间出现无回声带而呈"双边征"（见图4-27）。

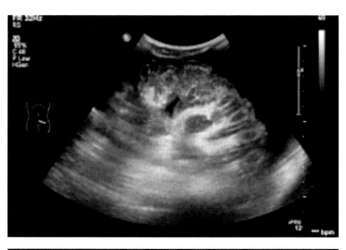

图4-25　经腹低频超声：腹水中肠袢缠结在一起不能自由漂浮，肠管不能触及前腹壁

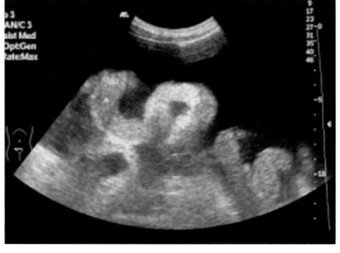

图4-26　经腹低频超声：含气的肠管在腹水池中漂浮

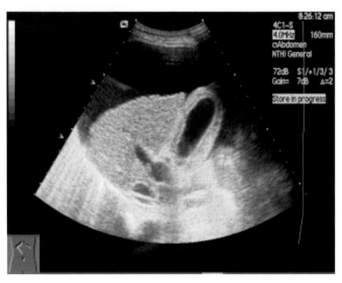

图4-27 经腹低频超声：可见胆
囊壁明显增厚（患者肝
硬化伴腹水）

（4）腹水分隔征　腹水中见纤维束带回声，可固定也可呈漂浮状，交织成分隔（见图4-28）。

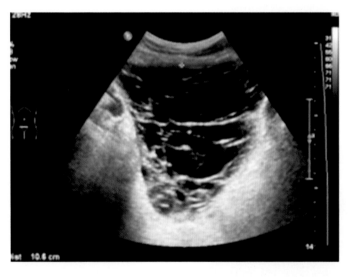

图4-28 经腹低频超声：可见腹水
中较多纤维分隔样回声

五、鉴别诊断

1.确认是否为腹水

腹水为腹腔内游离液体，无回声区在腹腔内弥漫性分布，可随体位改变而流动，无固定边界，形态不定。巨大卵巢囊肿声像图表现为腹腔内大范围无回声区，需与之鉴别。

2.腹水性质的鉴别诊断

（1）血性腹水 可见于创伤、动脉瘤破裂、异位妊娠破裂、肝肿瘤破裂、术后出血，抗凝治疗后，如果患者长期仰卧可出现液体内碎屑样回声；急性大量出血可出现大片高回声，后期因液化则回声不均。

（2）感染性腹水 可见于术后、细菌性腹膜炎、结核、艾滋病及真菌感染；液体内可见等回声，碎屑样回声，分叶及多个分隔；可出现腹膜增厚、肠管束缚征及脓肿。

（3）恶性腹水 有已知恶性肿瘤病史，占反复性腹水的10%；其他脏器内如卵巢、肠道及胰腺内可见占位性病变或肿大淋巴结；呈包裹状积液，位于大、小网膜囊内；肠袢沿腹壁分布；腹膜增厚，有腹膜种植或腹膜肿物。

（4）腹膜黏液瘤 继发于产生黏液的良恶性肿瘤，在腹腔内形成胶冻状黏液聚集；液体呈高回声，肿块有囊性区或钙化，可见高回声分隔，肝脏及肠管的压迫。

六、临床价值

超声检出腹水敏感，对病史明确、发现原发病灶、图像典型者，可直接提示病因诊断，并对腹水量作出大致估计。对于不能明确诊断者，应在超声引导下穿刺抽液化验检查，并根据腹水性状进行重点扫查，力求为临床提供更多信息。

第四节　腹腔脓肿

腹腔脓肿是指腹腔内某一间隙或部位因组织坏死液化，被肠曲、内脏、腹壁、网膜或肠系膜等包裹，形成局限性脓液积聚。包括膈下脓肿、肠间脓肿和盆腔脓肿。引起继发性腹膜炎的各种疾病、腹部手术和外伤后均可引起本病。

一、膈下脓肿

（一）病因学

脓液积聚在一侧或两侧膈肌下，横结肠及其系膜的间隙内者，通称膈下脓肿。膈下脓肿绝大多数来源于腹腔内器官化脓性炎症、空腔脏器穿孔，少数属于腹部手术后并发症。

（二）病理解剖和病理生理

依据膈下的解剖间隙，可分为腹膜后及腹腔内两部分，腹膜后的发病率极少。膈下感染可经淋巴途径蔓延或穿透膈肌进入胸腔。

（三）临床表现

膈下脓肿常伴其他并发症，早期症状往往被掩盖。体温呈弛张热，肋缘下及腰部钝痛或搏动性痛，身体转动或深呼吸时疼痛加剧。腹壁触痛及肌紧张，季肋部或上腹部隆起及胸壁水肿，血象升高及X线表现膈肌抬高，活动受限等。

（四）典型病例超声图像特征及诊断要点

① 膈下间隙探及境界清楚的无回声区，壁较厚，其中可有中等回声或低回声浮动，后壁及后方回声增强（见图4-29）。

② 无回声区的形状依据其所在部位不同而异，位于肝上间隙者呈扁圆形（见图4-30）；左肝下间隙脓肿则呈球形；右肝下间隙炎性渗液常经升结肠旁沟流向右髂窝，甚至盆腔而无固定形态。

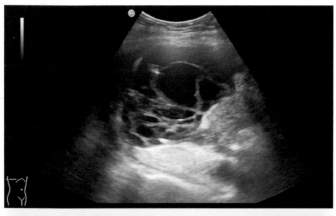

图4-29 肝癌术后，右膈下积脓，液区内见大量分隔，后方回声增强

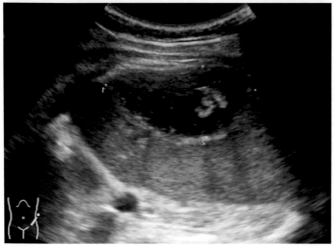

图4-30 横结肠癌术后+肝转移瘤切除术后，反复低热半月。肝上间隙见无回声区，扁圆形，内有低回声浮动，置管引流出黄色脓液20mL

③ 患侧膈肌运动减低，并可伴胸腔积液。

④ 脓肿穿破膈肌进入胸腔时可见胸腔内积液无回声区与膈下脓肿相连，并显示膈肌裂口。

（五）鉴别诊断

位于肝上间隙的膈下脓肿应注意与胸腔积液鉴别。少量胸腔积液显示肺底与膈肌之间长条带形无回声区，后侧肋窦液性无回声区呈三角形。中量积液时（无回声区上界不超过第6后肋水平），积液超出肋膈窦向上扩展，肺下叶受压，无回声区范围扩大，深度加宽。大量积液时（无回声区上界超过第6后肋水平），肺被压部分或全部向肺门纵隔方向萎缩，膈肌下移。

二、肠间脓肿

（一）病因学

肠间感染形成脓肿的患者，往往发生在体质较差、手术后、腹腔内粘连时。由于腹腔与肠间存留的液体经细菌感染而形成肠间脓肿。

（二）病理解剖和病理生理

脓液被包围在肠管、肠系膜与网膜之间，可形成单个或多个大小不等的脓肿，由于脓肿周围有较广泛之粘连，常伴发不同程度的粘连性肠梗阻，如脓肿穿入肠管或膀胱，则形成内瘘，脓液即随大小便排出。

（三）临床表现

肠间脓肿患者常呈弛张热，身体较虚弱，患者持续性腹痛、腹胀，可呈部分性肠梗阻表现。

（四）典型病例超声图像特征及诊断要点

肠间脓肿表现为腹部多个形状不规则，大小不一的无回声区（见图4-31），局部压痛明显，可伴腹部胀气及局部肠管淤积现象。

（五）鉴别诊断

肠间脓肿应与肠道积液鉴别，后者存在于肠管内，可见肠壁黏膜及气体回声。

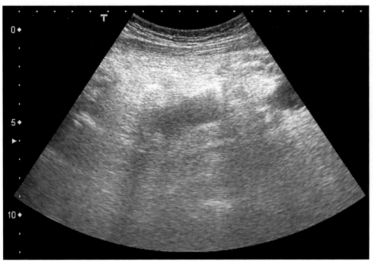

图4-31 经腹低频超声：腹腔肠间见片状极低回声，同时可见大量气体位于前方，穿刺证实为脓肿（图片来自Toshihide Hamada等撰写的《A Case of Abdominal Abscess in Crohn's Disease: Successful Endo-scopic Demonstration of an Obscure Enteric Fistula by Dye Injection via a Percutaneous Drainage Catheter》）

三、盆腔脓肿

（一）病因学

盆腔脓肿形成的病原体以厌氧菌为主，70%～80%盆腔脓肿可培养出厌氧菌。常见病因为下生殖道感染、子宫腔内手术操作后感染、性卫生不良以及邻近器官炎症蔓延。

（二）病理解剖和病理生理

脓肿可局限于子宫的一侧或双侧，脓液流入于盆腔深部，甚至可达直肠阴道隔中。输卵管积脓、卵巢积脓、输卵管卵巢脓肿所致的脓肿也属盆腔脓肿。

（三）临床表现

盆腔脓肿全身中毒症状较轻，以下腹胀闷为主，并伴里急后重、大小便次数增多等症状。

（四）典型病例超声图像特征及诊断要点

盆腔脓肿表现为膀胱直肠陷窝或子宫直肠内积液形成的无回声区，大部分边界不清，内可见点片状等回声或低回声（见图4-32）。邻近器官受压或粘连发生变形与移位。排空膀胱后可探及液平面。

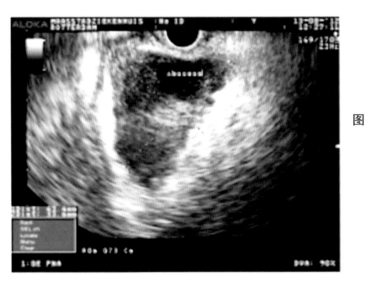

图4-32　经阴道高频超声：盆腔内不均质无回声区，超声引导下穿刺证实为脓肿（图片来自Muhammed Hadithi等撰写的《Endo-scopic ultrasound-guided drainage of pelvic abscess: A case series of 8 patients》）

（五）鉴别诊断

　　盆腔脓肿应与宫外孕破裂、子宫内膜异位囊肿等鉴别。① 可根据妊娠相关病史及血尿HCG水平升高与宫外孕鉴别；② 子宫内膜异位囊肿变化多样，内部多为均匀云雾状低回声，也可呈细点状、类实质型和混合型回声，部分可观察到周期性变化。部分患者的痛经病史也可协助诊断。

四、临床价值

　　超声检查为非损伤性检查，简便易行，对腹腔脓肿诊断的可靠性较高。经超声引导下脓肿穿刺是诊断与治疗腹腔脓肿的可靠方法，同时可行细菌培养及药物敏感试验。

第五节　腹腔病变

一、腹腔神经鞘瘤

（一）病因学

　　神经鞘瘤是一种生长缓慢、起源于神经鞘膜施万细胞的良性肿瘤，可发生在任何年龄，常见于20 ～ 50岁，无性别差异。肿瘤有包膜，生长缓慢，极少恶变，多单发；可发生于任何部位，常发生在脊神经根和较大的周围神经，以头颈和后纵隔多见。发生在腹腔仅见于个别报道，大多在腹膜后脊柱旁。

（二）病理解剖和病理生理

病理切片光镜下观察，肿瘤组织成分有两种表现。① Antoni A 区，瘤细胞呈梭形，形成束状及编织状结构，核长梭形，呈栅栏状改变；② Antoni B 区，瘤组织结构疏松，瘤细胞形态各异，部分胞浆内可见蓝染颗粒及空泡，血管增多并扩张，管壁增厚呈玻璃样改变，瘤组织可见水肿。

（三）临床表现

生长较小时可无症状，生长较大时可压迫周围器官、血管和神经而出现症状，临床多以腹部无痛性肿块就诊。

（四）典型病例超声图像特征及诊断要点

肿瘤呈圆形或椭圆形，边缘清楚光滑有包膜。内部呈实性低回声，均匀或不均匀，非均匀性肿瘤实质中可见完全或不完全高回声环，或含有稀疏的高回声。发生囊性变、坏死、出血时，肿瘤内可见小的无回声区，发生钙化可见斑点状强回声。CDFI 或 CDE 在肿瘤周边部血流信号可增加。通过呼吸运动及变换体位，与腹壁及腹膜后器官均有明显的相对运动。

（五）鉴别诊断

需与平滑肌瘤、纤维瘤、纤维型滑膜瘤等鉴别。

二、腹腔内脂肪瘤

（一）病因学

脂肪瘤是由增生的成熟脂肪组织形成的良性肿瘤。见于体表的任何部位，也可发生在内脏等深部组织，如肌间隔、肌肉深层及腹膜后等部位。生于腹腔内、腹膜后、大网膜及肠系膜等处的脂肪瘤较少见。

（二）病理解剖和病理生理

腹腔内巨大肿块，表面光滑，有分叶，包膜完整，与肠系膜上动脉、静脉无粘连。

（三）临床表现

脂肪瘤具有质地柔软、生长缓慢的特点，一般无疼痛。腹腔内脂肪瘤以腹胀为主，腹部不对称性隆起，患者可自行触及肿瘤，双下肢中度水肿。

（四）典型病例超声图像特征及诊断要点

呈圆形、扁圆形或呈不规则分叶状实性回声，包膜完整，广泛分布于大网膜、肠系膜及腹膜后。分布于大网膜及肠系膜肿瘤较小，一般不超过5cm，不会引起临床症状。

（五）鉴别诊断

诊断脂肪瘤一般并无困难，但需与血管瘤、淋巴瘤、神经纤维瘤等相鉴别。

三、腹腔巨大淋巴结增生

（一）病因学

腹腔巨大淋巴结增生（Castleman病）是一种罕见的不明原因的淋巴结增生性疾病，1956年首先由Castleman报告并命名。由于本病临床罕见，有关报道个案较多。Castleman病病因不明，多认为与病毒感染或免疫调节障碍有关。

（二）病理解剖和病理生理

根据病理表现，本病分为三型：透明血管型、浆细胞型及混合型。以透明血管型多见，约占90%，多表现为孤立性淋巴结肿大。

（三）临床表现

临床表现为不明原因的淋巴结肿大，肿块可发生于淋巴组织存在的任何部位，但以胸部纵隔多见，占60%～70%，其次为颈部，腹部、盆腔相对少见，仅占5%～10%，常无明显临床表现，手术切除后一般不复发，预后良好。

（四）典型病例超声图像特征及诊断要点

透明血管型的超声表现为孤立性单发病变多见，多为中等大小，3～7cm，为圆形或类圆形，边界清晰，有完整包膜，内部呈均匀低回声，后方回声增强，多无淋巴结样形态，淋巴门消失，CDFI显示血流丰富（见图4-33、图4-34）。浆细胞型除为多发外，其余与透明血管型相似。

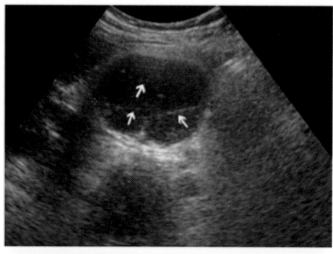

图4-33　经腹低频超声：腹腔内低回声包块伴高回声分隔

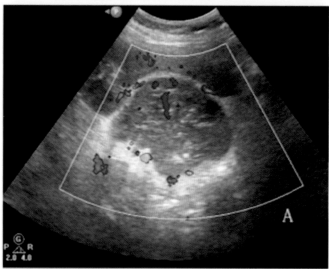

图4-34　经腹低频超声：CDFI示包块内及周围的新生血管（图片来自Wei Zhou等撰写的《Sonographic Findings of Localized Castleman Disease of the Abdomenand Pelvis》）

（五）鉴别诊断

　　该病仅靠超声特征很难与淋巴结炎及淋巴瘤鉴别，需结合病理学检查。

参考文献

[1]　Sakorafas G H, Nissotakis C, Peros G. Abdominal desmoids tumors. Surg Oncol, 2007, 16 (2): 131-142.

[2]　JuaIl Rosai, 著 (美). 回允中, 译. 阿克曼外科病理学. 第8版 (下卷). 沈阳: 辽宁教育出版社, 1999.

[3] 莫祝宁, 李培基. 肠系膜囊肿的超声表现. 中华医学超声杂志电子版, 2006, 3 (6) , 381.

[4] 郑芝田. 胃肠病学. 第3版. 北京: 人民卫生出版社, 2000.

[5] 张金哲, 潘少川, 黄澄如. 实用小儿外科学. 杭州: 浙江科学技术出版社, 2003.

[6] 杨吉龙, 王坚, 周晓燕, 等. 韧带样纤维瘤病的临床病理学及遗传学研究. 中华病理学杂志, 2006, 35, 145-150.

[7] 齐滋华, 徐惠. 肠系膜脂膜炎的影像学表现. 医学影像学杂志, 2003, 13 (5): 355-357.

[8] 施建伟, 徐信洪. 肠系膜脂膜炎超声诊断特点. 现代实用医学, 2016, 28 (7) , 956-957.

[9] 何立国, 贾椿霞, 何召国. 超声检测腹水指数估测腹水量的研究. 医学影像学杂志, 2011, 21 (01): 51-56.

[10] 吴乃森. 腹部超声诊断与鉴别诊断学. 北京: 科技文献出版社, 2009.

[11] 张天泽, 徐光炜. 肿瘤学. 天津: 天津科学技术出版社, 1996.

[12] 谭郁彬. 张乃鑫. 外科诊断病理学. 天津: 天津科学技术出版社, 2000.

（缺艳红　王学梅）